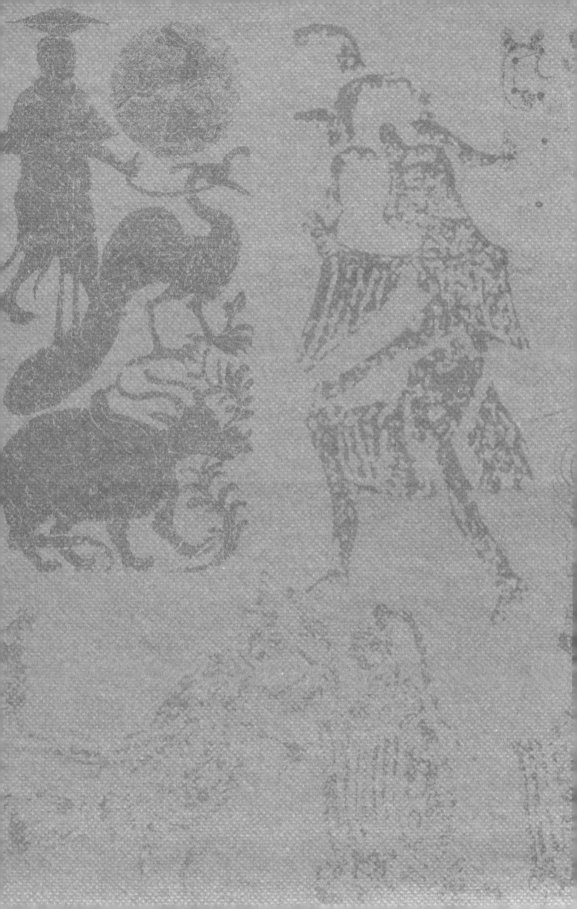

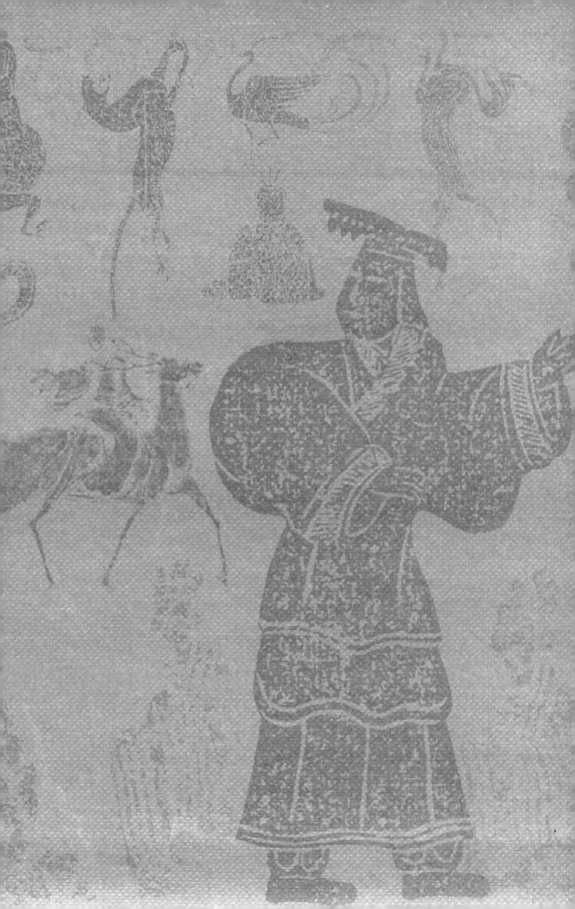

中国古医籍整理丛书

脉 理 宗 经

清·张福田 著

沈澍农 朱若林 陈 陗 校注

中国中医药出版社

·北 京·

图书在版编目（CIP）数据

脉理宗经/（清）张福田著；沈澍农，朱若林，陈陷校注．—北京：中国中医药出版社，2016.11（2019.12重印）

（中国古医籍整理丛书）

ISBN 978 - 7 - 5132 - 3273 - 9

Ⅰ.①脉… Ⅱ.①张… ②沈… ③朱… ④陈… Ⅲ.①脉诊 Ⅳ.①R241.2

中国版本图书馆 CIP 数据核字（2016）第 072007 号

中 国 中 医 药 出 版 社 出 版
北京经济技术开发区科创十三街31号院二区8号楼
邮政编码　100176
传真　010 64405750
保定市中画美凯印刷有限公司印刷
各地新华书店经销
＊
开本 710×1000　1/16　印张 10　字数 102 千字
2016 年 11 月第 1 版　2019 年 12 月第 2 次印刷
书　号　ISBN 978 - 7 - 5132 - 3273 - 9
＊
定价　30.00 元
网址　www.cptcm.com

国家中医药管理局
中医药古籍保护与利用能力建设项目
组织工作委员会

主　任　委　员　王国强

副　主　任　委　员　王志勇　李大宁

执　行　主　任　委　员　曹洪欣　苏钢强　王国辰　欧阳兵

执行副主任委员　李　昱　武　东　李秀明　张成博

委　　　　员

各省市项目组分管领导和主要专家

　（山东省）武继彪　欧阳兵　张成博　贾青顺

　（江苏省）吴勉华　周仲瑛　段金廒　胡　烈

　（上海市）张怀琼　季　光　严世芸　段逸山

　（福建省）阮诗玮　陈立典　李灿东　纪立金

　（浙江省）徐伟伟　范永升　柴可群　盛增秀

　（陕西省）黄立勋　呼　燕　魏少阳　苏荣彪

　（河南省）夏祖昌　刘文第　韩新峰　许敬生

　（辽宁省）杨关林　康廷国　石　岩　李德新

　（四川省）杨殿兴　梁繁荣　余曙光　张　毅

各项目组负责人

　王振国（山东省）　　王旭东（江苏省）　　张如青（上海市）

　李灿东（福建省）　　陈勇毅（浙江省）　　焦振廉（陕西省）

　蔡永敏（河南省）　　鞠宝兆（辽宁省）　　和中浚（四川省）

前 言

中医药古籍是传承中华优秀文化的重要载体，也是中医学传承数千年的知识宝库，凝聚着中华民族特有的精神价值、思维方法、生命理论和医疗经验，不仅对于传承中医学术具有重要的历史价值，更是现代中医药科技创新和学术进步的源头和根基。保护和利用好中医药古籍，是弘扬中国优秀传统文化、传承中医学术的必由之路，事关中医药事业发展全局。

1949 年以来，在政府的大力支持和推动下，开展了系统的中医药古籍整理研究。1958 年，国务院科学规划委员会古籍整理出版规划小组在北京成立，负责指导全国的古籍整理出版工作。1982 年，国务院古籍整理出版规划小组召开全国古籍整理出版规划会议，制定了《古籍整理出版规划（1982—1990）》，卫生部先后下达了两批 200 余种中医古籍整理任务，掀起了中医古籍整理研究的新高潮，对中医文化与学术的弘扬、传承和发展，发挥了极其重要的作用，产生了不可估量的深远影响。

2007 年《国务院办公厅关于进一步加强古籍保护工作的意见》明确提出进一步加强古籍整理、出版和研究利用，以及

"保护为主、抢救第一、合理利用、加强管理"的方针。2009年《国务院关于扶持和促进中医药事业发展的若干意见》指出，要"开展中医药古籍普查登记，建立综合信息数据库和珍贵古籍名录，加强整理、出版、研究和利用"。《中医药创新发展规划纲要（2006—2020）》强调继承与创新并重，推动中医药传承与创新发展。

2003~2010年，国家财政多次立项支持中国中医科学院开展针对性中医药古籍抢救保护工作，在中国中医科学院图书馆设立全国唯一的行业古籍保护中心，影印抢救濒危珍本、孤本中医古籍1640余种；整理发布《中国中医古籍总目》；遴选351种孤本收入《中医古籍孤本大全》影印出版；开展了海外中医古籍目录调研和孤本回归工作，收集了11个国家和2个地区137个图书馆的240余种书目，基本摸清流失海外的中医古籍现状，确定国内失传的中医药古籍共有220种，复制出版海外所藏中医药古籍133种。2010年，国家财政部、国家中医药管理局设立"中医药古籍保护与利用能力建设项目"，资助整理400余种中医药古籍，并着眼于加强中医药古籍保护和研究机构建设，培养中医古籍整理研究的后备人才，全面提高中医药古籍保护与利用能力。

在此，国家中医药管理局成立了中医药古籍保护和利用专家组和项目办公室，专家组负责项目指导、咨询、质量把关，项目办公室负责实施过程的统筹协调。专家组成员对古籍整理研究具有丰富的经验，有的专家从事古籍整理研究长达70余年，深知中医药古籍整理研究的重要性、艰巨性与复杂性，履行职责认真务实。专家组从书目确定、版本选择、点校、注释等各方面，为项目实施提供了强有力的专业指导。老一辈专家的学术水平和智慧，是项目成功的重要保证。项目承担单位山东中医药大学、南京中医药大学、上海中医药大学、福建中医药大学、浙江省中医药研究院、陕西省中医药研究院、河南省中医药研究院、辽宁中医药大学、成都中医药大学及所在省市中医药管理部门精心组织，充分发挥区域间互补协作的优势，并得到承担项目出版工作的中国中医药出版社大力配合，全面推进中医药古籍保护与利用网络体系的构建和人才队伍建设，使一批有志于中医学术传承与古籍整理工作的人才凝聚在一起，研究队伍日益壮大，研究水平不断提高。

本着"抢救、保护、发掘、利用"的理念，该项目重点选择近60年未曾出版的重要古医籍，综合考虑所选古籍的保护价值、学术价值和实用价值。400余种中医药古籍涵盖了医经、基础理论、诊法、伤寒金匮、温病、本草、方书、内科、外科、女科、儿科、伤科、眼科、咽喉口齿、针灸推拿、养生、医案医话医论、医史、临证综合等门类，跨越唐、宋、金元、明以迄清末。全部古籍均按照项目办公室组织完成的行业标准《中医古籍整理规范》及《中医药古籍整理细则》进行整理校注，绝大多数中医药古籍是第一次校注出版，一批孤本、稿本、抄本更是首次整理面世。对一些重要学术问题的研究成果，则集中收录于各书的"校注说明"或"校注后记"中。

"既出书又出人"是本项目追求的目标。近年来，中医药古籍整理工作形势严峻，老一辈逐渐退出，新一代普遍存在整理研究古籍的经验不足、专业思想不坚定等问题，使中医古籍整理面临人才流失严重、青黄不接的局面。通过本项目实施，搭建平台，完善机制，培养队伍，提升能力，经过近5年的建设，锻炼了一批优秀人才，老中青三代齐聚一堂，有效地稳定了研究队伍，为中医药古籍整理工作的开展和中医文化与学术的传承提供必备的知识和人才储备。

本项目的实施与《中国古医籍整理丛书》的出版，对于加强中医药古籍文献研究队伍建设、建立古籍研究平台，提高古籍整理水平均具有积极的推动作用，对弘扬我国优秀传统文化，推进中医药继承创新，进一步发挥中医药服务民众的养生保健与防病治病作用将产生深远影响。

第九届、第十届全国人大常委会副委员长许嘉璐先生，国家卫生计生委副主任、国家中医药管理局局长、中华中医药学会会长王国强先生，我国著名医史文献专家、中国中医科学院马继兴先生在百忙之中为丛书作序，我们深表敬意和感谢。

由于参与校注整理工作的人员较多，水平不一，诸多方面尚未臻完善，希望专家、读者不吝赐教。

国家中医药管理局中医药古籍保护与利用能力建设项目办公室
二〇一四年十二月

许 序

"中医"之名立，迄今不逾百年，所以冠以"中"字者，以别于"洋"与"西"也。慎思之，明辨之，斯名之出，无奈耳，或亦时人不甘泯没而特标其犹在之举也。

前此，祖传医术（今世方称为"学"）绵延数千载，救民无数；华夏屡遭时疫，皆仰之以度困厄。中华民族之未如印第安遭染殖民者所携疾病而族灭者，中医之功也。

医兴则国兴，国强则医强。百年运衰，岂但国土肢解，五千年文明亦不得全，非遭泯灭，即蒙冤扭曲。西方医学以其捷便速效，始则为传教之利器，继则以"科学"之冕畅行于中华。中医虽为内外所夹击，斥之为蒙昧，为伪医，然四亿同胞衣食不保，得获西医之益者甚寡，中医犹为人民之所赖。虽然，中国医学日益陵替，乃不可免，势使之然也。呜呼！覆巢之下安有完卵？

嗣后，国家新生，中医旋即得以重振，与西医并举，探寻结合之路。今也，中华诸多文化，自民俗、礼仪、工艺、戏曲、历史、文学，以至伦理、信仰，皆渐复起，中国医学之兴乃属必然。

迄今中医犹为国家医疗系统之辅，城市尤甚。何哉？盖一则西医赖声、光、电技术而于20世纪发展极速，中医则难见其进。二则国人惊羡西医之"立竿见影"，遂以为其事事胜于中医。然西医已自觉将入绝境：其若干医法正负效应相若，甚或负远逾于正；研究医理者，渐知人乃一整体，心、身非如中世纪所认定为二对立物，且人体亦非宇宙之中心，仅为其一小单位，与宇宙万象万物息息相关。认识至此，其已向中国医学之理念"靠拢"矣，虽彼未必知中国医学何如也。唯其不知中国医理何如，纯由其实践而有所悟，益以证中国之认识人体不为伪，亦不为玄虚。然国人知此趋向者，几人？

国医欲再现宋明清高峰，成国中主流医学，则一须继承，一须创新。继承则必深研原典，激清汰浊，复吸纳西医及我藏、蒙、维、回、苗、彝诸民族医术之精华；创新之道，在于今之科技，既用其器，亦参照其道，反思己之医理，审问之，笃行之，深化之，普及之，于普及中认知人体及环境古今之异，以建成当代国医理论。欲达于斯境，或需百年欤？予恐西医既已醒悟，若加力吸收中医精粹，促中医西医深度结合，形成21世纪之新医学，届时"制高点"将在何方？国人于此转折之机，能不忧虑而奋力乎？

予所谓深研之原典，非指一二习见之书、千古权威之作；就医界整体言之，所传所承自应为医籍之全部。盖后世名医所著，乃其秉诸前人所述，总结终生行医用药经验所得，自当已成今世、后世之要籍。

盛世修典，信然。盖典籍得修，方可言传言承。虽前此50余载已启医籍整理、出版之役，惜旋即中辍。阅20载再兴整理、出版之潮，世所罕见之要籍千余部陆续问世，洋洋大观。

今复有"中医药古籍保护与利用能力建设"之工程，集九省市专家，历经五载，董理出版自唐迄清医籍，都400余种，凡中医之基础医理、伤寒、温病及各科诊治、医案医话、推拿本草，俱涵盖之。

噫！璐既知此，能不胜其悦乎？汇集刻印医籍，自古有之，然孰与今世之盛且精也！自今而后，中国医家及患者，得览斯典，当于前人益敬而畏之矣。中华民族之屡经灾难而益蕃，乃至未来之永续，端赖之也，自今以往岂可不后出转精乎？典籍既蜂出矣，余则有望于来者。

谨序。

第九届、十届全国人大常委会副委员长

许嘉璐

二〇一四年冬

王 序

中医学是中华民族在长期生产生活实践中，在与疾病作斗争中逐步形成并不断丰富发展的医学科学，是中国古代科学的瑰宝，为中华民族的繁衍昌盛作出了巨大贡献，对世界文明进步产生了积极影响。时至今日，中医学作为我国医学的特色和重要医药卫生资源，与西医学相互补充、相互促进、协调发展，共同担负着维护和促进人民健康的任务，已成为我国医药卫生事业的重要特征和显著优势。

中医药古籍在存世的中华古籍中占有相当重要的比重，不仅是中医学术传承数千年最为重要的知识载体，也是中医为中华民族繁衍昌盛发挥重要作用的历史见证。中医药典籍不仅承载着中医的学术经验，而且蕴含着中华民族优秀的思想文化，凝聚着中华民族的聪明智慧，是祖先留给我们的宝贵物质财富和精神财富。加强对中医药古籍的保护与利用，既是中医学发展的需要，也是传承中华文化的迫切要求，更是历史赋予我们的责任。

2010 年，国家中医药管理局启动了中医药古籍保护与利用能力建设项目。这既是传承中医药的重要工程，也是弘扬优秀民族文化的重要举措，不仅能够全面推进中医药的有效继承和创新发展，为维护人民健康做出贡献，也能够彰显中华民族的璀璨文化，为实现中华民族伟大复兴的中国梦作出贡献。

相信这项工作一定能造福当今，嘉惠后世，福泽绵长。

国家卫生和计划生育委员会副主任

国家中医药管理局局长

中华中医药学会会长

王国强

二〇一四年十二月

马 序

　　新中国成立以来，党和国家高度重视中医药事业发展，重视古籍的保护、整理和研究工作。自1958年始，国务院先后成立了三届古籍整理出版规划小组，分别由齐燕铭、李一氓、匡亚明担任组长，主持制订了《整理和出版古籍十年规划（1962—1972）》《古籍整理出版规划（1982—1990）》《中国古籍整理出版十年规划和"八五"计划（1991—2000）》等，而第三次规划中医药古籍整理即纳入其中。1982年9月，卫生部下发《1982—1990年中医古籍整理出版规划》，1983年1月，中医古籍整理出版办公室正式成立，保证了中医古籍整理出版规划的实施。2002年2月，《国家古籍整理出版"十五"（2001—2005）重点规划》经新闻出版署和全国古籍整理出版规划领导小组批准，颁布实施。其后，又陆续制定了国家古籍整理出版"十一五"和"十二五"重点规划。国家财政多次立项支持中国中医科学院开展针对性中医药古籍抢救保护工作，文化部在中国中医科学院图书馆专门设立全国唯一的行业古籍保护中心，国家先后投入中医药古籍保护专项经费超过3000万元，影印抢救濒危珍、善、孤本中医古籍 1640 余种，开展了海外中医古籍目录调研和孤本回归工作。2010 年，国家财政部、国家中医药管理局安排国家公共卫生专项资金，设立了"中医药古籍保护与利用能力建设项目"，这是继 1982～1986 年第一批、第二批重要中医药古籍整理之后的又一次大规模古籍整理工程，重点整理新中国成立后未曾出版的重要古籍，目标是形成并普及规范的通行本、传世本。

为保证项目的顺利实施，项目组特别成立了专家组，承担咨询和技术指导，以及古籍出版之前的审定工作。专家组中的许多成员虽逾古稀之年，但老骥伏枥，孜孜不倦，不仅对项目进行宏观指导和质量把关，更重要的是通过古籍整理，以老带新，言传身教，培养一批中医药古籍整理研究的后备人才，促进了中医药古籍保护和研究机构建设，全面提升了我国中医药古籍保护与利用能力。

作为项目组顾问之一，我深感中医药古籍保护、抢救与整理工作的重要性和紧迫性，也深知传承中医药古籍整理经验任重而道远。令人欣慰的是，在项目实施过程中，我看到了老中青三代的紧密衔接，看到了大家的坚持和努力，看到了年轻一代的成长。相信中医药古籍整理工作的将来会越来越好，中医药学的发展会越来越好。

欣喜之余，以是为序。

中国中医科学院研究员

马继兴

二〇一四年十二月

校注说明

  《脉理宗经》作者张福田,字郁彬,清代江西省武宁县人,生卒年不详,大约行医于清咸丰、同治年间。书稿完成于同治七年(1868)。作者自述,研读脉学三年,对于脉诊仍无所获。进而思索,《内经》为医人论脉之正宗,为其集注,可以求真,以此作为撰著本书的要旨,故命名为《脉理宗经》。

  本次校注整理以完整保存古籍为前提,用符合现代人阅读习惯的方法,进行全面系统的校勘注释,达到普及与实用的目的。现将此次校注陈述于下:

  一、底本与校本选择

  从序言可以推断,初刻于清光绪六年(1880),只有武宁张绛雪堂刻本,现藏于中国中医科学院图书馆,已是孤本。本次校注底本即选用该刻本。由于本书多有引用《素问》《灵枢》《脉经》《伤寒论》内容,故以他校和理校为主。

  主要他校本版本情况:

  1.《黄帝内经素问》:人民卫生出版社1963年缩印出版的明代顾从德翻刻宋本(简称《素问》)。

  2.《灵枢经》:人民卫生出版社1984年影印明·赵府居敬堂刊本(简称《灵枢》)。

  3.《伤寒论》:中医古籍出版社2011年影印赵开美影刻《仲景全书》宋本。

  4.《脉经》:人民卫生出版社1985年缩影元代广勤书堂刊本。

  二、校勘原则

  1. 凡底本与校本存异,若显系底本脱误衍倒者,予以勘正,并出校记。

2. 若难以判断是非或两义皆通者,则出校记并存,或酌情表示倾向性意见。

3. 底本不误而显系校本讹误者,不改原文,也不出校。

4. 底本所引文字与他校本个别文字使用有异而不影响文义者,不改动原文,亦不出校记。

三、文字处理原则

1. 全书原为繁体竖排今改用通行简体字横排。

2. 古字、俗字径改为现代规范字,个别情况另出校记。

3. 通假字保留并加注释。

4. 常见异体字径改为现代通行规范字。如"痺"改为"痹"、"瀄"改为"参"等。

5. 底本中个别容易识查的易误字,如"日－曰","巳－已"等,一律径改为正确的简体字,不出校记。

四、字词注释

1. 疑难字词皆加注释,个别多音字、生僻字用汉语拼音注音,并加直音字。

2. 注释侧重于作者的阐发解释部分。底本中引用经典著作中的内容,除个别疑难处作注释外,一般不出注。

五、标点

原书无标点,此次校注加用现代标点符号。

六、格式体例

1. 凡底本中正文大字者以宋体5号字排版,底本小字者以宋体小5号字排版。

2. 凡底本中另起一段的,皆与上文空一行。凡底本中加"○"间断处,皆另起一段。其他连文成段者,部分地方亦酌情分段。

邑侯唐公梓张君福田《脉理宗经》遗集序

　　零陵唐莘楼太守莅武①之明年，民和政理，割廉余②，梓③张君福田《脉理宗经》，既为之序。予受而读之曰："幸矣哉！昔者吾友良于医，希踪④乎方诊、六徵⑤之技，而分晰⑥经络，以脉验证，行之数十年。今殁世，其名犹藉甚⑦。尝谓：脉之妙处不可传，然医者意也，思虑精则得之。手辑古今之论脉者，著其异同，正其得失。一以《内经》为宗，详为集注，名曰《脉理宗经》，存之以待其人。是岁夏秋之间，太守积劳致疾，令似⑧静山为诊脉处方，觉异于中医⑨，询其所自，乃出是书。太守索而梓之，其所以公是书于天下后世者，岂非以其不系政刑而实有裨生成之大德乎？后之读是书者，夫亦可以想见其苍生在抱矣。先大父饶阳府君序《古今

① 武：江西省武宁县。
② 割廉余：似指唐太守割舍自己不多的积蓄。
③ 梓：雕版印刷。
④ 希踪：谓从业。
⑤ 六徵：当作"六微"之形误。六微，指医道。《后汉书·方术传下·郭玉》："玉少师事高，学方诊、六微之技，阴阳隐侧之术。"
⑥ 晰：辨明，分析。
⑦ 藉甚：谓声名卓著。
⑧ 似：疑当作"嗣"。张静山为本书作者张福田之子。
⑨ 中医：一般医生。

医诗》①云:"屠南洲②观察两同挂幕,见余行箧中闰楬③医诗而喜,流连而不置。闻此家贫不得付剞劂④,惜其抱云自爱,私老山中⑤,使州县闾里之民无从被其泽,将遂锓板行世。南洲见善,若仅得八九云云。"草庐⑥沉邃,理窟⑦已入圣域,此论特其绪余,然格物理⑧至此,亦微乎其微⑨矣。张君福田所辑注乃遥遥相印,邑之人至今称其工于医,诚笃论也。余先代亦以儒兼医,而竟不能世⑩其业,又屡厄于病。今兹之遇静山,其获存者心感之,而于医甚疏,心滋恧⑪矣。因将是书付之手民⑫,以成福田之志,以慰静山之心,并资行箧之一助,亦所谓心中了了,指下难明者也。静山其有以复我焉!

光绪六年仲冬长至日署知武宁县事零陵唐家桐序

---

① 古今医诗:通俗性中医学著作,成书于清乾隆四十八年(1783),由武宁(今江西省武宁县)名儒张望编著,为歌赋类本草文献。

② 屠南洲:屠述濂,字南州,号莲仙,一号守素。湖北孝感人,清乾隆时期官员。历任保山知县、腾越知州,永昌府知府,擢迤南道,加云南按察使衔,宣封缅甸。仕滇二十五年,政绩甚多。

③ 闰楬:即指清代名儒张望。张望号闰楬先生,著有《闰楬先生集》。

④ 剞劂(jījué 机厥):本为刻版之刀具,引申指刻版印刷。

⑤ 抱云……山中:犹言"孤芳自赏,秘不示人"。

⑥ 草庐:似指吴草庐,即吴澄,字幼清,晚字伯清,世称草庐先生,宋末元初思想家、教育家,颇通医学。参本书《刊张福田脉理宗经后序》。

⑦ 理窟:义理的渊薮,谓富于才学。

⑧ 格物理:推究事物之理。

⑨ 微乎其微:谓达到了很精细的层面。

⑩ 世:继承。

⑪ 恧(nǜ 衄):惭愧。

⑫ 手民:指雕版排字工人,或刻书的人。

脉理宗经序

　　盖闻脉者神也，医者意也，医可会意，脉以通神。医之道至于论脉，微①矣！夫神藏于心，心生血，血行于脉中，气行于脉外，诊脉自见其神。意藏于脾，脾化精，精固则神明，神明则智慧。上工微会其意，岂易言哉！然今人每舍脉而言医，谓望闻问为先，切似为末，岂知色脉音肤相合为善。况《内经》脉要诊法又特立篇名②耶？《内经》为医人立极③，论脉之正宗也。而世之言脉者，如褚氏④谓："女以左为右，以右为左，以寸为肾，以尺为心肺"；赵氏⑤谓："脾土居中，左右关为脾胃而非肝胆"；且有人谓："上阳下阴，左右止尺寸两部而无关"；即如《脉诀》一书，脍炙人口，犹言七表八里九道，以大小肠列于寸口，三焦命门列于右尺而竟缺膻中，以三部九候俱候于手而不候于头足，要皆与《内经》相背，逞其胸臆作聪明，以立门户，自惑惑人，良可慨叹！

　　予幼学医，读书数十年，忘思千虑之一得，初注伤寒数卷，杂证廿余卷；殚精脉理三年，茫无所获。细思脉必以《内经》为正宗，因辑脉书四卷，详加注释，名曰《脉理宗经》。首录脉要诊法为楷模，继录张长沙脉解及李士材、王叔和、李濒湖、朱丹溪、李东垣、

---

① 微：谓微妙、精深。
② 特立篇名：指《素问》中之《平人气象论》《脉要精微论》等论诊法专篇。
③ 立极：树立标准。
④ 褚氏：当指南齐医家褚澄。
⑤ 赵氏：当指明代医家赵献可。

滑伯仁、张会卿、吴鹤皋、蒋士吉①、戴同父②诸名公论脉之所长者，分列于三十脉之下，注明形象、主治、证应，并左右三部，条分缕晰，务使脉之表里阴阳襮③于纸上，俾④阅者豁然心目，毫无所惑。更寻绎⑤诸书，考前人之法言，为今人所罕言者。又三十脉注明编尾，以补其不足。尤冀当世十全巨手⑥俯而教之，成为完书，俾得心潜体会，按理推求，以折衷一是，庶几于脉得其神，以医达其意，岂非予之所深幸也夫！

同治七年戊辰夏四月后学福田张郁彬识

---

① 蒋士吉：当作"蒋示吉"。蒋示吉(1624—1713)，字仲芳，古吴人（今江苏吴县），清初医家，著有《医宗说约》。

② 戴同父：元代医家戴启宗，字同父，著有《脉诀刊误》，据《内经》之旨，对高阳生《脉诀》进行评解，并辨其谬误。

③ 襮（bó 伯）：暴露。

④ 俾：使。

⑤ 寻绎：反复探索、推求。

⑥ 十全巨手：指高明的医家。语本《周礼·天官·医师》："十全为上。"

刊张福田脉理宗经后序

庚辰秋初,疾甚剧,延邑绅张静山治之。诊脉即曰失表①,继将成疟,当先去其邪热,兼护其元气,后乃可下药。见其方者,无不咋舌,为余危。静山持甚坚,疾乃瘳。余心仪其用药次第之不紊,切脉即知病源也,细询得力所自,静山怃然②曰:"先君福田讲求医理数十年,辑有《脉理宗经》一编以传后,日久未梓,负惭人子矣。"余亟索阅,凡所辑引,逐加注释,末卷益以《内照篇》。于脉理之精蕴,朗若列眉③,立论多与吴草庐先生合。草庐自称不知医,而论脉有曰:"脏腑之脉各六,三在手,三在足,医家所诊一寸九分,乃手太阴肺经一脉尔。"脉者血之流派,而气使之。脉④居五脏之上,气所出入之门户也。脉行始肺终肝,而复会于肺,故其经穴曰气口,而为脉之大会,一身之气必是古⑤焉。下部候两肾,中部左肝右脾,上部左心右肺,心包与心同位,所谓左内以候膻中是也,而不寄诸右尺命门之部。即陈无择《脉偶》⑥犹不及! 从善如转圜⑦,方敬事⑧勤民之不暇,而从于间散寥寞之道⑨,其可谓迂

---

① 失表:未及时发表,邪气向里。
② 怃然:怅然失意貌。
③ 列眉:两眉对立。谓明晰。
④ 脉:据上下文,当作"肺"。
⑤ 古:与文义不属,当属刊刻之误。疑为"寸口"二字误合,又或为"占"之形误。
⑥ 脉偶:指陈无择《三因极一病证方论》卷一中之《脉偶名状》。
⑦ 转圜:转动圆形器物。常用以代指便易迅速之事。
⑧ 敬事:敬慎处事,《论语·学而》:"敬事而信,节用而爱人,使民以时。"
⑨ 间散寥寞之道:谓闲散沉寂之事,此指在工作之余写作医书。

阔士①矣。今太守之梓是书也，将毋同②？予因之有所感矣。夫莫为之前，虽美弗彰；莫为之后，虽盛弗传③。使不克世其业，太守何由见是书？故人乐有贤父兄，尤乐有贤子弟也。静山勉乎哉！嗟乎！著作家苦心孤诣而卒多为蠹饱④者，是书不遇太守；遇而不知由是可窥金针之秘，亦不亟为之梓。得一知己，可以无憾！福田有知，冥冥中亦当欢感。予幸故人之有子，景⑤太守之心殷⑥寿世而阐发遗编，足为守土者⑦法也。故乐为之序以贻之。

光绪庚辰长至日⑧武宁石湖王廷凤趾林氏
谨序于双章唫舒馆述录重归之阁

---

① 迂阔士：原意指不切合实际之人，此指做人比较理想化。

② 将毋同：难道不同；恐怕相同。

③ 莫为之前……虽盛弗传：语本韩愈《与于襄阳书》。意谓：没有先导，虽然华美也不能彰显；没有后继，虽然鼎盛也不能流传。

④ 蠹饱：谓为蛀虫咬蚀。

⑤ 景：仰慕。

⑥ 殷：深切关怀。用作动词。

⑦ 守土者：谓地方官。

⑧ 长至日：指夏至日。

目 录

卷 一

辨 讹

《难经》① 注自叔和，《脉诀》伪于五代。世俗家传户诵，不究其错讹，群以伪诀为楷模，皆由未审《内经》脉要之旨，良可叹也！太史公云："人之所病，病在疾多；医之所病，病在道少。"夫人以疾多为病，而遇道少之医，其不致差忒者，鲜矣！况遵守《脉诀》，以讹传讹，其谬不更甚乎？愿人人以《内经》脉要诊法为服膺②之守，视《脉诀》伪书为针顶之规③。庶④病道少者日进于道，而病疾多者自却⑤其病矣。

三部九候：《内经》以两额傍动脉主天，候头角之气；耳门动脉主人，候耳目之气；两颊动脉主地，候口齿之气，此上三部候。手寸主天，关主人，尺主地，所候注明篇内。此乃手太阴肺脉，名太渊穴，能候诸经者，谓肺统诸经之气，为中部三候。

《素问》云⑥：中部天，手太阴肺寸口中，经渠穴动脉。中部人，手少阴心在掌后锐骨之下，神门⑦之分动脉。中部地，手阳明大肠手大指次指岐骨间，合谷穴动脉。

足大指后骨陷中动脉，为足厥阴太冲穴，主天。鞋带动脉，

---

① 难经：当是"脉经"之误。

② 服膺：铭记在心，衷心信奉。

③ 针顶之规：出处不详。似指"荒谬的规则"。

④ 庶：副词，表示希望。

⑤ 却：退。

⑥ 素问云：以下并非《素问》原文，而是作者取经文义重撰。全书多有此类情况。

⑦ 神门：原作"神明"，据《素问·三部九候论》改。

为足太阴冲阳穴，主人。又云是跌阳胃脉，以土为万物母。足内踝后跟陷中动脉，为足少阴太溪穴，主地。此下部三候，即如足太阴脾脉，仲景谓上取寸口，下取跌阳是也。而《脉诀》以寸关尺为三部，浮中沉三三为九候，与《内经》相背，与理欠顺。若《脉诀》为是，则《内经》非矣；《内经》为是，则《脉诀》非矣。吾故剖明其理于此，即不能为《脉诀》恕其过也。

脉字论

吾谓脉者，神之旗①也；神者，气血之征也；气血者，胃中水谷之所化也。是以古之"衇"字，从血从辰，谓血气流行分派于经络也。今之脉字从月从永，谓胃主肌肉，血气资生而永其年也。人生惟是精、神、气三者而已。盖脾化精，精生气，气生血，而神乃见。非此神无以统乎精，非此精无以主夫气血，非气血无以充乎脉，非脉无以验其神。所谓脉者，气血之先也，脉即神也。神依乎气，气依乎血，血生于胃谷。古人云："有胃气则生，无胃气则死。"脉有胃气，即脉有神也，必六脉和缓，斯有胃气，又云胃神根。胃神上已明言，根乃肾脉。诸脉或败，而尺脉仍有神，为肾脉有根，病犹可救。

考 证

《经》以五脏六腑合手厥阴心胞，以定十二经之位。其曰：

心者，君主之官，神明出焉。

肺者，相傅之官，治节出焉。分布阴阳，主行十二经之气，调元赞化，故曰相傅。风痹痿躄，心欲动而手足不随者，肺病而失其治节也。

---

① 旗：此指标志。

肝者，将军之官，谋虑出焉。

胆者，中正之官，决断出焉。

膻中者，臣使之官，喜乐出焉。膻中，即心胞，为心主，在两乳中间，为气海。气舒则喜，不舒则愁。

脾胃者，仓廪之官，五味出焉。

大肠者，传导之官，变化出焉。

小肠者，受盛之官，化物出焉。居胃之下，受盛糟粕，传入大肠。

肾者，作强之官，伎巧出焉。

三焦者，决渎之官，水道出焉。腔内上中下空处为三焦，引导阴阳，开通秘塞。

膀胱者，州都之官，津液藏焉，气化则能出矣。气不化，则津液不行，小便不通。然膀胱乃津液化源，非利小便之所。水道出于三焦，欲利小便，当知决渎之能。

视此，明以膻中配手厥阴，则膻中即心胞。

考《灵枢》有胞络，而无膻中，但云动则喜笑不休，正与"喜乐出焉"句相合，则膻中即心胞愈明矣。而伪诀独遗心胞，不入所诊，则手厥阴为虚位矣。按脾胃合为一官，则十二官只十一官矣。考《刺法补遗》云：脾者，谏议之官，知周出焉；胃者，仓廪之官，五味出焉。合参之，则足十二官之数。

男女异脉辨

夫脉法取较于黄钟。黄钟之数九分，气口之数亦九分，故脉之动也，阳得九分，阴得一寸，吻合黄钟。天不满西北，阳南而阴北，故男脉寸盛而尺弱，肖夫天也。地不满东南，阳北而阴南，故女脉尺盛而寸弱，肖夫地也。此朱丹溪诸前辈之确论也。乃褚澄《尊生经》，男脉一如叔和，而女脉右手寸命门三焦，关脾胃，尺肺大肠；左手寸肾膀胱，关肝胆，尺心小肠；故谓男尺常弱，女尺常强，以取天地之数，而强合阳南阴北、阳北阴南之义。独不思颠倒脏腑，岂地以南为北、天以北为南乎？若脏腑可颠倒，何不并左右手位置而皆反覆乎？此种不经之论而著之为经，如李士材系卓卓有名者，亦以褚论为精，盖由仅取其是而未明指其疵，吾甚恶其邪之乱正也。

《内经》脉要

依汪讱庵《素问灵枢合纂》增识。

《素》：人一呼脉再动，一吸脉亦再动，呼吸定息脉五动，闰以太息，命曰平人。《灵枢·脉度》：人身脉长一十六丈二尺。一呼脉行三寸，一吸脉行三寸，昼夜一万三千五百息，气行五十营，漏水下百刻，凡行八百一十丈，即十六丈二尺而积之也。《难经》曰：呼出心与肺，吸入肾与肝，呼吸之间，脾受谷味也，其脉在中。是五动，亦以应五脏也。平人者，不病也，常以不病调病人。医不病，故为病人平息以调之为法。

人一呼脉一动，一吸脉一动，曰少气。《脉诀》以为败脉，《难经》以为离经脉，正气衰也。人一呼脉三动，一吸脉三动，而躁。躁动，《脉诀》以为数脉。按：少气为不足，躁为太过。尺热曰病温；尺为阴位，寸为阳位，阴阳俱热，故为病温。尺不热，脉滑，曰病风。滑为阳盛。脉涩曰痹。涩为血少。人一呼脉四动以上，曰死。一息八至，《脉诀》以为脱脉，《难经》以为脱精脉。四动以上，则九至矣，为死脉，太过之极也。脉绝不至，曰死。乍疏乍数，曰死。

平人之常气禀乎胃。胃者，平人之常气也。人无胃气曰逆，逆者死。

春胃微弦曰平，弦多胃少曰肝病，但弦无胃曰死。肝见真脏故也。胃而有毛曰秋病，毛为肺脉，为金克木。毛甚曰今[1]病。即病。脏真散于肝，肝藏筋膜之气也。

夏胃微[2]钩曰平，钩多胃少曰心病，但钩无胃曰死。心见真脏。胃而有石曰冬病，水克火。石甚曰今病。脏真通于心，心藏血脉之气也。

长夏胃为微耎音软弱曰平，弱多胃少曰脾[3]病，但代无胃曰死。动而中止而代，脾见真脏故也。软弱有石曰冬病，为水反侮土，次其胜克，当作弦脉。弱甚曰今病。脏真濡于脾，脾藏肌肉之气也。

秋胃微毛曰平，毛多胃少曰肺病，但毛无胃曰死。肺见真脏。毛而弦曰春病，为木反侮金。吴注[4]：虽我克者为微邪，然木气泄，至春无以生荣，故病。次其胜克，当为钩脉。弦盛[5]曰今病。脏真高于肺，以行营卫阴阳也。肺为相傅，营卫阴阳皆赖之以分布。

冬胃微石曰平，石多胃少曰肾病，但石无胃曰死。肾见真脏。石而有钩曰夏病，为火反侮水，次其胜克。钩当作软弱。钩甚曰今病。脏真下于肾，肾藏骨髓之气也。

平心脉来，累累[6]如连珠，如循[7]琅玕，美玉。曰心平。夏以胃气为本。病心脉来，喘喘连属，喘喘则有不足之意。其中微曲，曰心病。死心脉来，前曲后居，停滞。如操带钩，曰心死。

平肺脉来，厌厌聂聂，如落榆荚，曰肺平。秋以胃气为本。病肺脉来，不上不下，如循鸡羽，曰肺病。王注：中坚傍虚。吴注：

---

① 今：原作"金"，据《素问·平人气象论》改。
② 微，原作"为"，据《素问·平人气象论》改。
③ 脾：原作"痹"，据《素问·平人气象论》改。
④ 吴注："吴"指明代医家吴崑（1551—1620），字山甫，号鹤皋，自号参黄子。"注"出自吴氏所著《黄帝内经素问吴注》24卷（1594）。
⑤ 盛：《素问·平人气象论》作"甚"。
⑥ 累累：指下硬结成串成片貌。
⑦ 循：通"揗"，摸。

涩难。死肺脉来，如物之浮，如风吹毛，曰肺死。

平肝脉来，软弱招招，如揭①长竿末梢，曰肝平。春以胃气②为本。病肝脉来，盈实而滑，如循长竿，曰肝病。长而不软。死肝脉来，急益劲，如新张弓弦，曰肝死。

平脾脉来，和柔相离，如鸡践地，曰脾平。长夏以胃气为本。病脾脉来，实而盈③数，如鸡举足，曰脾病。践地形其轻缓，举足形其奏实。死脾脉来，锐坚如鸟之喙，如鸟之距，如屋之漏，如水之流，曰脾死。

平肾脉来，喘喘累累如钩，按之而坚，曰肾平。冬为石脉，坚亦石意也。钩为心脉，坚中带钩，为水火阴阳相济。冬以胃气为本。病肾脉来，如引葛，按之益坚，曰肾病。死肾脉来，发如夺索，辟辟如弹石，曰肾死。

《素》：春脉如弦。春脉者，肝也，东方木也，万物之所以始生也，故其气来软弱轻虚而滑，端直而长，故曰弦，反此者病。其气来实而强④，此谓太过，病在外。有余为外感。其气来不实而微，此谓不及，病在中。不及为内伤。太过则令人善忘，当作善怒。《气交变大论》：木太过则忽忽善怒。忽忽眩冒而巅疾。眩，目转也；冒，惊闷也。厥阴与督脉会于巅，故巅病。其不及则令人胸痛引背，《金匮》曰：胸痛引背，阳虚而阴弦也。下则两胁胠满。

夏脉如钩。夏脉者心也，南方火也，万物之所以盛长也，故其气来盛去衰，故曰钩，反此者病。其气来盛去亦盛，此谓太过，病在外。其气来不盛去反盛，此谓不及，病在中。太过则令人身热而肤痛，为浸淫。阳有余，故身热。热不得越，故肤痛。浸

---

① 揭：原作"循"，《素问·平人气象论》作"揭"，义胜，据改。
② 气：原缺，据《素问·平人气象论》文义补。
③ 盈：原作"仍"，据《素问·平人气象论》改。
④ 强：原作"长"，据《素问·玉机真脏论》改。

淫，蒸热不得已也。其不及则令人烦心，不足故内烦。上见咳唾，下为气泄。心脉上肺故咳唾，络小肠故气泄。

秋脉如浮。秋脉者，肺也，西方金也，万物之所以收成也，故其气来轻虚以浮，来急去散，故曰浮，反此者病。其气来毛而中央坚两傍虚，此谓太过，病在外。其气来毛而微，此谓不及，病在中。太过则令人逆气而背痛，愠愠然。肺系属背。其不及则令人喘，呼吸少气而咳，上气见血咳血，下闻病音呻吟。

冬脉如营有营守乎中之象。冬脉，肾也，北方水也，万物之所以合藏也，故其气来沉以抟，故曰营，反此者病。其气来如弹石者，此谓太过，病在外。其气去如数者数疾，此谓不及，病在中。太过则令人解㑊①，寒不寒，热不热，弱不弱，壮不壮。脊脉痛肾脉贯脊而少气不欲言。吴注：人之声音修长，为出于肾。其不及则令人心悬如病饥，肾水不能济心火。䏶中清，侠脊两傍空软处名䏶。肾外当䏶清冷也。脊中痛，少腹满，小便②变。络膀胱。

脾脉土也，独脾不言脉象，脾脉以中和为平。孤脏以灌四傍者也，不主四时，故云孤脏。脾位中央，能灌四脏。善者不可得见，恶者可见。脾有功于四脏，善则四脏皆善，脾病则四脏亦病矣。其来如水之流者，此谓太过，病在外；如鸟之喙者，此谓不及，病在中。太过则令人四肢不举，脾主四肢，湿胜故不举。其不及则令人九窍不通，不能灌溉五脏，故九窍不通。名曰重强。脏气皆不和顺。

真肝脉至即真脏脉，中外急，如循刀刃，责责然如按琴瑟弦，色青白不泽，毛折乃死。卫气败绝。

真心脉至，坚而抟，如循薏苡子，累累然，色赤黑不泽，

---

① 解㑊：指肢体困倦，筋骨懈怠，肌肉涣散无力之证。
② 小便：原作"少便"，据《素问·玉机真脏论》文义改。

毛折乃死。

真肺脉至，大而虚，如以毛羽中人肤，色白赤不泽，毛折乃死。

真肾脉至，抟而绝，如指弹石，辟辟然，色黑黄不泽，毛折乃死。

真脾脉至，弱而乍数乍疏，色黄青不泽，毛折乃死。

见真脏曰死，何也？五脏皆禀气于胃，胃者，五脏之本也。脏气者，不能自致于手太阴肺，必因于胃气乃至于手太阴也。脉必先会于肺而后能行诸经。故五脏各以其时自为，而至于手太阴也。弦钩毛石软，因时各为其象，而至于手太阴寸部，所谓肺朝百脉也。故邪气胜者，精气衰也。故病甚者，胃气不能与之①俱至于太阴，故真脏之气独见。独见者，病胜②脏也，故曰死。

脉有阴阳，知阳者知阴，知阴者知阳③。凡阳有五，五五二十五阳。阳，阳和之脉也。五脏心钩、肝弦、脾软、肺毛、肾石五脉，当王④之时，各形本脉，一脉之中又各兼五脉，无过不及者，皆为阳脉。所谓阴者，真脏也，见则为败，败必死也。真脏即前五脏真脉。脏者，藏也。真脉见⑤而不藏，全失阳和之气而为阴脉，失胃气也。所谓阳者，胃脘之阳也。有胃气则脉和缓，为阳脉；无胃气则为阴脉。王注作：人迎胃脉在结喉傍动脉，脉应手处，左小常以候脏，右大常以候腑，欠合经文。别于阳者，脉虽病而有胃气者。知病处也；某脉不和，则知病在某处。别于阴者，真脏阴脉。知生死之期。阴阳生克，推而知之。

《素》：脉从阴阳，病易已，脉逆阴阳，病难已。左人迎为阳，

----

① 与之：原脱，据《素问·玉机真脏论》补。
② 胜：原作"脉"，据《素问·玉机真脏论》改。
③ 知阴者知阳：原作"知阴不知阳"，据《素问·阴阳离合论》改。
④ 王：同"旺"。
⑤ 见：同"现"。

春夏洪大为顺，沉细为逆。右气口为阴，秋冬沉细为顺，洪大为逆。男子左大为顺，女子右大为顺。凡外感症，阳病见阳脉为顺，阳病见阴脉为逆，阴病见阳脉亦为顺。内伤症，阳病见阳脉为顺，阳病见阴脉为逆；阴病见阴脉为顺，阴病见阳脉亦为逆。**脉得四时之顺，曰病无他。**如春弦夏钩等是也。**脉反四时，及不间脏，曰难已。**春得肺脉，夏得肾脉，为反四时。间脏，如肝病乘土当传脾，不传脾而传心，则间其所胜之脏，而传于所生之脏矣。**脉有逆从四时，未有脏形。**当王之时，本脏之脉不至。**春夏而脉瘦，**《玉机真脏论》作沉涩。**秋冬而脉浮大，命曰逆四时也。风热而脉静，**脉宜浮大而反静。**泄而脱血脉实，**脉宜沉细而反实大。**病在中脉虚，**内伤病而脉无力。**病在外脉涩坚者，**外感脉宜浮滑而反涩坚。**皆难治，**按《玉机真脏论》：病在中脉实坚，病在外脉不实坚者，皆难治，与此相反。新校正云：此得而彼误。**命曰反四时也。**与反四时者相类。《平人气象论》。

《素》：五邪所见：春得秋脉，夏得冬脉，长夏得春脉，秋得夏脉，冬得长夏脉，五行相克，《难经》。难治。名曰阴出之阳，病善怒，不治。阴出之阳，病善怒，疑错简。吴注云：谓真脏阴脉，出于阳和脉之上，再加善怒，则东方生生之本亡矣。《宣明五脏论》。春不沉，夏不弦，冬不涩，秋不数①，是谓四塞。吴注：脉虽待时而至，亦不可绝类而至。若春至而全无冬脉，夏至而全无②春脉，己虽专王，而早③绝其母气，是五脏不相贯通也。参见曰病，复见曰病，未去而去曰病，去而不去曰病。吴注：一部而参见诸部，此乘侮交至也。既见于本部而复见于他部，此淫气大过也。未去而去，为本气不足，来气有余；去而不去，为本气有余，来气不足。王注：复见，谓再见已衰已死之气也。《至真要大论》。吴注为是。

---

① 数：原作"软"，据《素问·至真要大论》改。
② 无：原脱，据《医贯·脉旨论》补。
③ 早：原作"旱"，据《医贯·脉旨论》改。

《素》：气口何以独为五脏主？气口即寸脉，亦经脉为里，可以候气之盛衰，故名气口。若分言之，则左为人迎，右为气口。曰：胃者水谷之海，六腑之大源也。言脉虽见于气口，而实本脾胃。五味入口，藏于胃，以养五脏气。气口亦太阴也，脾为足太阴，为胃行其津液，以传于肺，而气口亦手太阴也。是以五脏六腑之味，皆出于胃，变见于气口。气味由胃传肺，肺为转输于诸经，故诸经之肺皆变见于气口。故五气入鼻，藏于心肺，五味入口，传于腑。五气入鼻，入于脏，惟心肺居膈上，故先受之。心肺有病，而鼻为之不利也。

《素》：食气入胃，此段专言食。散精于肝，淫气于筋。肝主筋，其精淫溢入肝以养筋。食气入胃，浊气归心，淫精于脉。谷肉皆油浊之物，其气上归于心，其精微者，则淫入于脉。心主脉，即血也。脉气流经，经气归于肺，肺朝百脉，输精于皮毛。脉气流行于十二经，经气皆归于肺，肺居高而百脉朝会，乃转输精气，布散于皮毛。毛脉合精，行气于腑，腑，王注作膻中，谓宗气之所聚也。张注①作六腑。腑精神明，留于四脏。六腑之精气神明，上输于肺，以养心肝脾肾四脏。气归于权衡，权衡以平，肺为治节，分布气化，使四脏安定三焦均平，上下中外，各得其所。气口成寸，以决生死。气口即寸口，此脉所由来，百脉之大要会也。马注②：与鱼际去一寸，故曰成寸。张注：分尺为寸也。按脉前为寸，后为尺，中为关，此云成寸，盖兼关尺而言也。医由此察脉知病，以决人之生死也。

饮入于胃，此段专言饮，与上段相对，故下有通调水道水精之文。东

---

① 张注："张"指清代著名医家张志聪（1616—1674），字隐庵，清朝浙江杭州人。出身医学世家，师事名医张卿子，学医行医数十年，于《内经》《伤寒论》《神农本草经》颇有心得。"注"指其所著《黄帝内经素问集注》，该书为《素问》注本中较有影响之作。

② 马注："马"指明代著名医家马莳，字仲化，又字玄台，会稽人。"注"指马莳所著《黄帝内经素问注证发微》，为《素问》注本中较有影响之作。

垣、丹溪改作饮食入胃①，后人宗之，失经旨矣。**游溢精气，上输于脾，脾气散精，上归于肺，**脾主为胃行其津液，所谓上焦如雾，中焦如沤也。**通调水道，**三焦决渎，水道出焉，**下输膀胱。**肺行下降之令，由三焦转输而入于膀胱，所谓下焦如渎也。**水精四布，五经并行，合于四时。**以布津液于脏腑经络，故脉道乃合四时而见。五脏阴阳，上分言饮食，此合言之也。《礼记》云：饮以养阳，食以养阴。此必总结上文之意。**揆度以为常也。**《病能论》：揆者，言切求其脉理也。度者，得其病处，以四时度之也。医者因此揆而度之，以知病情，为常法也。

《素》：**夫脉者血之府也。**营行脉中，脉实血实，脉虚血虚。**长则气治，短则气病，**长为气足，短为不足。**数则烦心，**数疾为热。**大为病进。**大为邪盛。**上盛**寸口**则气高，下盛**尺中**。马注：寸下即关也，盖以胀满属中焦。昂按：肾亦有胀。**则气胀。**肾为胃之关，关门不利故胀。**代则气衰，**动而中止曰代。**细则气少，涩则心痛。**涩为血少。**浑浑革至如涌泉，**《难经》作"浑浑革革至如涌泉"。**病进而色弊；绵绵其去如弦绝，死。**脉微而复绝。《脉要精微论》谓"革脉浑浑至如涌泉，则病进色弊，绵绵去如弦绝则死"。

《素》：**何谓虚实？曰：邪气盛则实，精气夺则虚。虚实何如？曰：气虚者肺虚也，**肺主气。**气逆者足寒也，**上盛下虚。**非其时则生，**非相克之时。**当其时则死。**遇相克之时。**余脏皆如此。**

所谓**重实者，言大热病，气热脉满，是谓重实。经络皆实，是寸脉急而尺缓也。**寸急为阳经实，尺缓为阴络实。王注：阴分主络，阳分主经。**滑则从，涩则逆也，故五脏骨肉滑利，可以长久也。**凡物死则枯涩。**络气不足，经气有余者，脉口②热而尺寒也。**寸口热而尺寒。**秋冬为逆，春夏为从，治主病者。**春夏阳气高，故脉口宜热，

---

① 胃：原作"肾"，据文义改。
② 口：原作"巳"，据《素问·通评虚实论》改。

尺中宜寒。当察其何经何络所主而治之也。经虚络满者，尺热满，脉口寒涩也，此春夏死，秋冬生也。秋冬阳气下，故尺中宜热，脉口宜寒。《灵枢》云：经脉为里，支而横者为络，络之别者为孙。何谓重虚？曰：脉气上虚、尺虚，尺寸皆虚。是谓重虚。如此滑则生，涩则死也。肠澼便血何如？身热则死，寒则生。肠澼，下痢也。肠澼内伤其里，身热外伤其表，表里两伤，故死；寒为身凉，故生。肠澼下白沫何如？脉沉则生，脉浮则死。非脓非血而下白沫，为热伤气分。浮为阴症得阳脉。凡痢疾宜脉静身凉。肠澼下脓①血何如？脉悬绝则死，滑大则生。赤白相兼，血气俱伤。滑为阴血，大为阳气。

癫疾何如？脉抟大滑，久自已。阳症阳脉。脉小坚急，死，不治。阳症阴脉。癫疾之脉，虚实何如？虚则可治，实则死。实为邪实。

消瘅虚实何如？脉实大，病久可治。胃热消谷善饥，脉实大，气血尚盛，可治。脉悬小坚，病久不可治。《通评虚实论》。

《素》：寸口之脉，中手短者，曰头痛；中手长者，曰足胫痛。王注：短为阳不足，故病在头；长为阴太过，故病在足。寸口脉中手促上击者，曰肩背痛。阳盛于上。寸口脉沉而坚者，曰病在中；浮而盛者，曰病在外。寸口脉沉而横，曰胁下有积，腹中有横积痛。寸口脉沉而喘，曰寒热。沉为阴，喘为阳，当寒热往来。

脉盛滑坚者，曰病在外；脉小实而坚者，曰病在内。凡脉如此。脉小弱以涩，谓之久病。小弱气虚，涩为血虚。脉滑浮而疾者，谓之新病。气足阳盛。脉急者曰疝瘕，小腹痛。脉滑曰风。滑为阳脉，风为阳邪。脉涩曰痹，涩为无血故痹。缓而滑曰热中，胃热。盛而紧曰胀。紧为寒胀。

---

① 脓：原作“浓”，据《素问·通评虚实论》改。

尺脉缓涩，谓之解㑊。张注：懈堕①。安卧脉盛，谓之脱血。安卧脉应微而反盛，血去而气无所主。尺涩脉滑，谓之多汗。血少而阳有余。尺寒脉细，谓之后泄。肾主二便，虚寒则不能禁锢。尺粗常热者，谓之热中。王注：中谓下焦。《平人气象论》。

《素》：心脉抟坚而长，当病舌卷不能言。脉击手曰抟。舌为心苗，心火盛故然。其软而散者，当消环自已。王注：诸脉软散，为气实血虚，消谓消散，环谓环周。张注谓"消渴"。

肺脉抟坚而长，当病唾血。血随火而上逆。其软而散者，当病灌汗，至今不复散发也。脉虚多汗，将惧亡阳，不能更任发散。

肝脉抟坚而长，色不青，当病坠若搏，因血在胁下，令人喘逆。坠堕搏击所伤，色不应脉，病在外伤。肝主胁，损伤，血积胁下，上熏于肺，故喘逆。其软而散，色泽者②，当病溢饮。溢饮者，渴暴多饮，而易入肌皮肠胃之外也。血虚中湿，水液不消。

胃脉抟坚而长，其色赤，当病折髀。胃脉下髀，故髀如折。其软而散，当病食痹。胃虚痹闷难消。

脾脉抟坚而长，其色黄，当病少气。脾不和，肺无所养，故少气。其软而散，色不泽者，当病足胻③肿，若水状也。脾主四支，脉下足胻，脾虚不运，故肿。

肾脉抟坚而长，其色黄而赤者，当病折腰。王注：色黄而赤，心脾干肾。腰为肾府，故如折。其软而散者，当病少血，至今不复也。

粗大者，阴不足，阳有余，为热中也。来疾去徐，上实下

---

① 坠：当作"堕"，形近之误。堕，通"惰"。
② 色泽者：此下原衍"当泽者"三字，据《素问·脉要精微论》删。
③ 胻：文义不属。《素问·脉要精微论》作"骭"，亦不相合。按当作"腨"，小腿。《千金要方》卷十五第一作"膌"，义同。

虚，为厥巅疾。上实故来疾。下虚故去迟。邪气上实为眴仆①、巅顶之疾。来徐去疾，上虚下实，为恶风也。故中恶风者，阳气受也。风为阳邪，上虚故先受之。粗大疾徐，脉如此。有脉俱沉细数者，少阴厥也。沉细为肾脉，数为热。王注：尺脉不当见数，沉细而数当为热厥。沉细数散者，寒热也。沉细为阴，数散为阳，当病寒热。沉细数散，脉主此。浮而散者，为眴仆。浮为虚，散为无神，故眴仆。诸浮不躁者，皆在阳，则为热；浮为阳，浮而不躁，为阳中之阴，其病在足阳经。其有躁者，在手。躁则浮之，盛浮兼躁，则火上升，为阳中之阳，病在手阳经矣。诸细而沉者，皆在阴，则为骨痛；沉细，阴脉。阴主骨，故骨痛。其有静者，在足。静，沉之甚也，则病在下部足阴经矣。浮躁沉静脉主此。数动一代者，病在阳之脉也，泄及便脓血。代为气衰，然有积者，亦脉代，故主泄利便血。马注：数为热，故便血。非。涩者，阳气有余也；滑者，阴气有余也。阳气有余，为身热无汗；气多血少。阴气有余，为多汗身寒；阳虚阴盛。阴阳有余，则无汗而寒。阳有余，故无汗，阴有余，故身寒。《脉要精微论》。代涩滑脉主此。

《素》：心脉满大，痫音酣瘛音异筋挛。火盛生风而眩仆抽掣也。肝脉小急，痫瘛筋挛。血虚故小，受寒故急，血虚火盛，为痫瘛，急为筋挛。肝脉骛暴，有所惊骇，脉不至，若喑，不治自已。驰惊暴乱，惊骇，则脉阻而气壅，故不能言，气复自已。肾脉小急，肝脉小急，心脉小急，不鼓皆为瘕。小急为虚寒，不鼓为血不流，故内凝为瘕。肝肾并沉为石水，沉为在里，小腹坚胀如石。并浮为②风水，肾肝浮，为表蓄水、冒风，发为浮肿。并虚为死，肾为五脏之根，肝为生发之主。并小弦欲惊。肾肝弦小为虚。肾脉大急沉、肝脉大急沉，皆为疝。瘕疝皆寒气所结聚。脉大为虚，急为寒，沉为在里，故前小急为瘕，此大急沉

---

① 眴（xuàn 炫）仆：即眩仆，眩晕仆倒之义。
② 为：原无，据《素问·大奇论》补。

为疝也。**心脉抟滑急为心疝。**《脉要精微论》：心脉急为心疝，有形在于小腹，其气上抟于心。**肺脉沉抟为肺疝。**肺脉当浮，今沉而抟，为寒气薄于脏。**三阳急为瘕，三阴急为疝。**三阳，太阳膀胱。三阴，太阴脾也。王注：受寒血聚为瘕，气聚为疝。马注：二病皆气血相兼。**二阴急为痫厥，二阳急为惊。**二阴，少阴肾。二阳，阳明胃也。皆为寒。**脾脉外鼓沉为肠澼，久自已。**吴注：沉为在里。外鼓有出表之象，故自已。**肝脉小缓为肠澼，易治。**缓为脾脉，脾乘肝为微邪，小缓为脉渐和。**肾脉小抟沉，为肠澼下血，**小为阴气不足，抟为阳热乘之，沉为在下，故下血。**血温身热者死。**凡下利、下血、下沫、皆忌身热血温。**心肝澼亦下血，**心生血，肝藏血，血移热于肠而澼。**二脏同病者可治，**木心相生。**其脉小沉涩为肠澼，**心肝二脉小而沉涩亦为肠澼。**其身热者死。**阴气内绝虚阳外脱。**胃脉沉鼓涩，**沉不当鼓，鼓不当涩，是血虚而有火。**胃外鼓大，**阳盛而阴不足。**心脉小坚急，**小为血虚，坚为不和，急为寒盛。**皆膈偏枯。**人身前齐鸠尾，后齐十一椎，有膈膜所以遮隔，浊气使不上熏心肺。今膈有病，则隔拒饮食，故即以膈名病。偏枯，半身不遂，血气不能周通。胃病则不能纳谷，心病则不能生血，故为膈症偏枯也。**男子发左，女子发右。不喑、舌转，可治。**指偏枯为言。少阴之脉侠舌本，邪未入肾犹可治。**脉至而抟，血衄身热者，死。**鼻血曰衄。亡血阴虚，脉忌抟，身忌热。**脉来悬钩浮为常脉。**为邪在表，乃衄家之常脉。《大奇论》①。

《灵》：诸病皆有顺逆，可得闻乎？腹胀身热脉大，是一逆也；腹鸣而满，四肢清冷也泄，其脉大，是二逆也；衄而不止，脉大，是三逆也；皆为阴症见阳脉。咳且溲血便血。脱形，其脉小劲小不宜劲，是四逆也；咳，脱形身热，脉小以疾小不宜疾，是五逆也。如是者，不过十五日而死矣。其腹大胀，四末清，脱形，

---

① 大奇论：原作"天奇论"，据《素问》改。

泄甚，一逆也；腹胀便血，其脉大时绝①，是二逆也；咳，上病。溲血，下病。形肉脱，外病。脉抟，内病。是三逆也；呕血，胸满引背，脉小而疾，虚而太盛。是四逆也；咳呕，上病。腹胀，中病。且飧泄，下病。其脉绝，是五逆也。如是者，不及一时而死矣。《玉版》。

何谓五逆？热病脉静，阳症阴脉。汗已出脉盛躁，病不为汗衰。是一逆也；病泄，脉洪大，是二逆也；着痹不移，䐃②肉破，身热，脉偏绝，是三逆也；淫而夺形，身热，色夭然白，及后下血衃③，凝黑。血衃重笃④，是四逆也；寒热夺形，脉坚抟，真脏脉见。是五逆也。《五禁》。

《灵》：诸急者多寒，急，脉紧象。缓者多热，按：热当属数脉。大者多气少血，小者气血皆少，滑者阳气盛、微有热，涩者多血少气、按涩当为血少。微有寒，诸小者阴阳形气俱不足。《邪气脏腑病形》。

《灵》：一日一夜五十营，昼行阳二十五度，夜行阴二十五度。以营五脏之精，不应数者，不应五十之数。名曰狂生。犹言幸生。所谓五十营者，五脏皆受气，应数常脉，故脏皆受气。持其脉口，数其至也。五十动而不一代者，五脏皆受气；四十动一代者，一脏无气；动而中止为代。三十动一代者，二脏无气；二十动一代者，三脏无气；十动一代者，四脏无气；不满十动一代者，五脏无气，予之短期。知其将死，见《根结》。

《素》：脉从而病反者，其诊何如？曰脉至而从，按之不鼓，

---

① 其脉大时绝：原作"其肱大脉绝"，据《灵枢·玉版》改。

② 䐃（jùn 俊）：人体肌肉丰厚处。此上原衍"䐃"，《灵枢·五禁》无。据删。

③ 衃（pēi 胚）：凝血，亦指瘀血。

④ 重笃：《灵枢·五禁》作"笃重"。

诸阳皆然。此阳盛格阴之症也。内热盛而脉反不鼓，是阳盛极格阴于外，非真寒也。王注：作非热，似①与经文颠倒。**诸阴之反，其脉何如？曰脉至而从，按之鼓甚而盛也。**内寒而脉反鼓甚，是阴盛极格阳于外，非真热也。二症最易惑人，慎之!《至真要大论》。

《素》：**人迎一盛病在少阳，二盛病在太阳，三盛病在阳明，**左手寸口脉名人迎，主手足太阳经腑病。**四盛以上为格阳。**四盛，人迎大于气口四部也。仲景云：格则吐逆。王注：阳盛之极，格拒，食不得入。东垣云：格者，甚寒之气。马注：格，六阳在内使不得出。**寸口一盛病在厥阴，二盛病在少阴，三盛病在太阴，**右手寸口名气口，主手足六阴脏病。**四盛以上为关阴。**四盛，寸口大于人迎四部也。仲景云：关则不得小便。王注：阴盛之极，关闭溲不得通。东垣云：关者，甚热之气。马注：格六阴在外，使不得入。**人迎与寸口俱盛四部以上为关格。关格之脉嬴，不得极于天地之精气，则死矣。**新校正云：嬴当作盈，乃盛极也，非嬴弱也。《灵枢·集服篇》：寸口主中，人迎主外，两者相应，俱往俱来，若引绳，大小齐等。春夏人迎微大，秋冬寸口微大，名曰平人。又《终始篇》：人迎一盛，病在足少阳，一盛而躁，病在手少阳。人迎二盛，病在足太阳，二盛而躁，病在手太阳。人迎三盛，病在足阳明，三盛而躁，病在手阳明。人迎四盛，且大且数，名曰溢阳，溢阳为外格。脉口一盛，病在足厥阴，一盛而躁，病在手心主。脉口二盛，病在足少阴，二盛而躁，病在手少阴。脉口三盛，病在足太阴，三盛而躁，病在手太阴。脉口四盛，且大且数，名曰溢阴，溢阴为内关，内关不通，死，不治。人迎与脉口俱盛，四部以上，命曰关格，关格者，与之短期。《素问》王冰②注：言足经而不及手经；仲景、东垣、丹溪皆以关格为病症；马玄台以关格为脉体。昂谓：若以为病症，当不止于隔食便闭两症，若以为脉体，则《内经》《脉经》及诸家经论并无所依据，且有是脉者必有是病。马氏何不实指其病为何等乎？《六节藏象论》。

《素》：**何以知怀子之旦生也？身有病而无邪脉也。**王注

---

① 似：原作"以"，据文义改。
② 冰：原作"水"，《素问》注者当为"王冰"，据改。

"病"解作"经闭"。昂按：妇人怀子，多有呕恶、头痛诸病，然形虽病而脉不病。若经闭，其常耳，非病也。《腹中论》。妇人手少阴脉动甚者，妊子也。王注谓"有子"。马注谓"男妊"。昂按：此当指欲挽①身时而言也。手少阴言手中之少阴，乃肾脉非心脉也。《平人气象论》。

愚谓：且生指分娩，则两手脉离经，而手之中指两傍，乃肾冲任脉，分娩时，中指中节两傍脉动甚，知子之欲离身也。

《灵》：经脉十二，而手太阴，足少阴、阳明独动不休，何也？肺之太渊、肾之太溪、胃之人迎，皆动不休。马注以足之冲阳为胃之动脉，然下文并未说到足上，惟云上冲头、并下人迎、别走阳明，似当以人迎为是。曰：是明胃脉也。先明胃脉，方知肺脉，故脉中有胃气者生。胃为五脏六腑之海，其清气上注于肺，胃受水谷，而化精微之气上注于肺。肺气从太阴而行之。营气主中焦而行脉中，从手太阴始而偏行于脏腑。其行也，以息往来，故人一呼脉再动，一吸脉亦再动，呼吸不已，故动而不止。十二经脉，皆会于寸口手太阴肺之太渊穴，在手掌后陷中，动而不休。

足阳明何因而动？曰：胃气②上注于肺，前段行肺之营气。其悍气上冲头者，此言胃中慓悍之胃气。循咽上走空窍，循眼系入络脑，循足太阳膀胱经睛明穴，上络脑。出颟同颐，下客主人，足少阳胆经穴，耳前起骨上廉。循牙车，即颊车，胃经。合阳明③，并下人迎，胃经穴，侠④结喉两傍一寸五分动脉。此胃气别走于阳明者也。胃腑之气，循三阳而别走阳明之经，此虽为卫气，实木胃内之气而行。故阴阳上下其动也若一，或行于阴，或行于阳，或升于上，或降于下，而形为弦钩毛石等脉，虽各不同，然其合于时应于脏，其动也则若一矣。故阳病而阳

---

① 挽：当是"娩"之误。
② 气：原脱，据《灵枢·五味论》补。
③ 合阳明：原脱，据《灵枢·动输》补。
④ 侠：用同"夹"。下同。

脉小者为逆，阳症脉宜浮大，小为阳症见阴脉。阴病而阴脉大者为逆，阴症脉宜沉细，大为阴症见阳脉。故阴阳俱静、俱动若引绳相倾者，病。言阴阳动静当如引绳平等，所谓脉有胃气者生也，若相倾则病矣。马注作引绳以相倾，谬。

足少阴何因而动？曰：冲脉者，十二经之海也，与少阴之大络足少阴肾起于肾下，出于气街，即阳明胃经气街穴，侠脐相去四寸，动脉应手。循阴股内廉邪①入腘中，膝后曲处。循胫骨内廉，并少阴之经，肾经。下入内踝之后入足下涌泉。其别者，邪入踝胫两傍，出属跗上足面，入大指之间，据与肾脉并行，当做小指。注诸络以温足胫，此脉之常动者也。按：诸篇俱言冲脉上冲，惟此篇及《顺逆肥瘦论》言冲脉与肾脉下行。马注云：肺脉之动不休者，以营气随肺气而行诸经，诸经之脉朝于肺也。胃脉之动不休者，以卫气血宜循三阳，而行不已也。肾脉之动不休者，以与冲脉并行灌诸络，而行不已也。动输，太溪之分动脉，在足内踝后跟骨上陷中。

《素》：太阴行气于三阴，阳明行气于三阳，故脏病取于寸口手太阴肺脉，在手大指鱼际之后，太渊穴；腑病取于冲阳，足阳明胃脉，在足跗上动脉，去陷谷三寸。即足均鞋带畔动脉②是也。

《素》：脉至浮合，浮合如数，一息十至以上是经气予不足也，微见九十日死。浮为各经气，脉数太盛是无胃气。脉至如火薪然③，瞥瞥④不定。是心精之予夺⑤也，草干而死。脉至如散叶，

---

① 邪：用同"斜"。下文"邪"同。

② 足均鞋带畔动脉：原为大字正文，《素问》中未见此句，故改为小字注。此句与"足跗上动脉"和《辨讹》篇"鞋带动脉"同义，谓冲阳即足背最高处之动脉，此处亦为勾系鞋带处。均，此处当同"勾"。

③ 薪然：当作"新燃"。"薪"，通"新"，"然"是"燃"的古字。

④ 瞥瞥：当作"潎潎"，漂浮貌。

⑤ 夺：脱。

是肝气予虚也，木叶落而死。脉至如省客，省问之客，倏去倏来。省客者，脉塞而鼓，是肾气之不足也。悬去枣华①而死。枣华于夏。脉至如丸泥，是胃精予不足也，榆荚落而死。秋深。脉至如横格，是胆气予不足也，禾熟而死。初秋。脉②至如弦缕，是胞精予不足也，病善言，下霜而死，不言，可治。王注：胞脉系于肾，肾脉侠舌本，胞气不足当不能言，今反善言，是真气内绝而外出也。脉至如交漆③，交漆者，左右傍至也，微见三十日死。脉至如涌泉，有出无入。浮鼓肌中，太阳气予不足也，少气味，韭英④而死。气不足，而口无味。长夏韭英。脉至如颓土之状，按之不得，是肌气予不足也，五色先见黑，白垒发死。瘾疹见于肌上。脉至如悬雍，人上腭名悬雍。悬雍者，浮揣切之益大，是十二俞之予不足也。背有十二经之俞穴。水凝而死。脉至如偃刀，偃刀者，浮之小急，按之坚大急，五脏菀热⑤，寒热独并于肾也，如此其人不得坐，立春而死。脉至如丸，滑不直手，不直手者，按之不可得也，是大肠气予不足也，枣叶生而死。脉至如华者，虚弱之意。令人善恐，不得坐卧，行立常听，小肠脉入耳。是小肠气予不足也，季秋而死。此篇脉名、脉状、病象，不必强解，以意会之可也。《大奇论》。

《内经》诊候

　　诊，非独脉也，有自脉言者，自证言者，自形言者，自色言者，自声言者。经中五过四失，皆言诊也，故分诊候另为一门。此篇皆出《素问》，故文

---

　　① 华："花"古字。此指开花。
　　② 脉：原作"胞"，据《素问·脉解》改。
　　③ 交漆：謂脉来如绞滤漆汁，四面流散。按"交漆"一语古注各说不同。
　　④ 英：花。此指开花。
　　⑤ 菀热：郁热。"菀"通"郁"。《素问·大奇论》"热"作"熟"。

上不加别识。

诊法常以平旦，阴气未动，阳气未散，饮食未进，经气未盛，络脉调匀，气血未乱，故乃可诊有过之脉。过，差也，病也。切脉动静脉诊而视精明，精气神明，神诊。察五色，色诊。观五脏有余不足，六腑强弱，证诊。形之盛衰，形诊。以此参伍①，决生死之分。

万物之外，六合之内，天地之变，阴阳之应。彼春之暖，为夏之暑，阳生而之盛。彼秋之忿，为冬之怒，阴少而至壮。四变之动，脉与之上下。脉因时变。以春应中规，圆滑。夏应中矩，方大。秋应中衡，涩。冬应中权。沉石。阴阳有时，与脉为期，期而相失，知脉所分，分之有期，故知死时。脉与时不相应、与脏不相应者，皆曰相失，分其生克之期，则可以知死时矣。微妙在脉，不可不察，察之有纪，从阴阳始，始之有经②，从五行生，生之有度，四时为宜，补泻勿失，与天地为一。得一之情，以知生死。是故声合五音，色合五行，脉合阴阳。

持脉有道，虚静为保。心欲虚，神欲静。春日浮，如鱼之游在波；夏日在肤，泛泛乎万物有余；秋日下肤，蛰虫将去；阳气渐降，如虫欲蛰藏。冬日在骨，蛰虫周密，君子居室。知内者按而纪之，内而在脏、在腑。知外者终而始之。外而在表、在经。此六者四时表里持脉之大法。

尺内两傍则季胁也。肋骨尽处，为季胁，季胁近肾，尺主之。尺外以候肾，尺里以候腹中。小腹。王注：外谓外侧，里谓内侧。李士材：外谓前半部，里谓后半部。中附上，中部关脉。左外以候肝，内以候膈；言膈不言胆者，以胆附肝也。右外以候胃，内以候脾。右手关

---

① 伍：原作"五"，据《素问·脉要精微论》改。
② 经：原作"要"，据《素问·脉要精微论》改。

脉。上附上，上部寸脉。右外以候肺，内以候胸中；右手寸脉。左外以候心，内以候膻中。左手寸脉。前以候前，后以候后。关前以候前，关后以候后。上竟上者，由尺至寸。胸喉中事也。下竟下者，自寸至尺。小腹腰股、膝胫足中事也。吴注：尺外以候肾，内以候腹，小肠膀胱居小腹也。右外以候肝，内以候膈，不及胆者，寄于肝也。左外以候心，内以候膻中。膻中，即心胞也。高阳生以大小肠列于寸，三焦命门配于右尺，而膻中不与焉，特以心与小肠、肺与大肠为表里耳。不知经络虽为表里，而大小肠皆在下焦，焉能越中焦而见脉于寸上乎？滑伯仁以左尺主小肠、膀胱、前阴之病，右尺主大肠、后阴之病，可称只眼①。《灵枢》云：宗气出于上焦，营气出于中焦，卫气出于下焦。上焦在于膻中，中焦在于中脘，下焦在脐下阴交，故寸主上焦，以候胸中，关主中焦，以候膈中，尺主下焦，以候腹中，此定论也。今列三焦于右尺，不亦妄乎？尺肾虽一脏而有左右两枚，命门穴在脊第七柱两肾之间，一阳居二阴之中，所以成乎坎也。《内经》并无命门之经，何所据而独列于右尺乎？

推而外之，内而不外，吴注：浮取之而脉沉。有心腹积也。为病在里。推而内之，外而不内，沉取之而脉浮。身有热也。为病在表。推而上之，上而不下，腰足清也。上部盛而脉不下，阳气升而不降，故腰足冷。推而下之，下而不上，头项痛也。下部盛而脉不上，阳气降而不升，故头项痛。《甲乙经》作："推而上之，下而不上。推而下之，上而不下。"文尤顺而义同。按之至骨，脉气少者，腰脊痛而身有痹也。脉小血少，故有腰痛脊痛、不仁不用等病。《脉要精微论》。

诊病之始，五决为纪。以五脏六脉为决生死之纲纪。欲知其始，先建②其母。始，病源也。母，应时王气也。所谓五决者，五脉也。即五脏之脉。

夫脉之大小滑涩浮沉，可以指别；五脏之象，可以类推；

---

① 只眼：喻独特的见解。
② 建：原作"见"，据《素问·五脏生成》改。

脉理宗经

二二

五脏相音，相犹色也。可以意识；五色微诊，可以目察；能合色脉，可以万物全。赤心色脉之至也，喘而坚，喘急坚实。诊曰有积气在中，时害于食，名曰心痹。心肺脏高，故皆言喘。喘为心气不足，坚为病气有余。痹者脏气不宣行也。得之外疾，思虑而心虚，故邪气从之。白肺色脉①之至也，喘而浮，上虚下实，惊有积气在胸中，喘而虚，名曰肺痹。寒热金火相战得之醉而使内也。酒味辛热，助火克金，加之使内，则肾气虚，虚必盗母气以自养，肺金益衰，而不能行气，故气积于胸中也。青肝色脉之至也，长而左右弹，长而弹手为弦。有积气在心下支胠，两胁。肝主胁，胁近心，故曰心下。名曰肝痹②。得之寒湿，与疝同法，疝亦属肝病，肝脉络阴器。腰痛足清头痛。腰足，肝脉所过。阴脉下行极而上，故头痛。黄脾色脉之至也，大而虚，有积气在腹中，有厥气，名曰厥疝，王注：有肾气逆上，则为厥疝，不上则但为肝积③。女子同法，女亦病疝，但不名疝，而名瘕。得之疾使四肢汗出当风。脾主四肢，风木克土。黑肾色脉之至也，上坚而大，马注：尺脉之上坚而且大。有积气在小腹与阴，阴器。名曰肾痹，得之沐浴清水而卧。湿气下趋而归于肾。《五脏生成论》。

天地之至数，合于人形气血，以决生死，为之奈何？曰：天地之至数，始于一终于九焉。九为奇数之极。一者天，二者地，三者人，因而三之，三三者九，以应九野。故人有三部，部有三候，以决死生，以处百病，以调虚实，而除邪疾。上部天，两额之动脉。额两傍动脉。王注：足少阳脉气所在。上部地，两颊之动脉。鼻之两傍，近巨髎之分动脉，足阳明脉气所行。上部人，耳前之动脉。耳前陷中动脉，手少阳脉气所行。中部天，手太阴也。肺也。寸

---

① 脉：原作"肺"，据《素问·五脏生成》文义改。
② 痹：原作"脾"，据《素问·五脏生成》改。
③ 肝积：《素问·五脏生成》王冰注作"脾气积"。

口中经渠穴动脉。中部地，手阳明也。大肠脉，手大指次指岐①骨间合骨穴动脉。中部人，手少阴也。心脉在掌后锐骨之下，神明之分动脉。下部天，足厥阴也。肝脉毛际外、羊矢下一寸半、陷中五里之分、阴骨中动脉，女子取太冲，在足大指本节后陷中。下部地，足少阴也。谓肾脉足内踝后跟骨上陷中，太溪之分动脉。下部人，足太阴也。谓脾脉足鱼腹上，越两筋间，阴骨内，箕门之分动脉。故下部之天以候肝，地以候肾，人以候脾胃之气。中部天以候肺，地以候胸中之气，肠胃。人以候心。上部天以候头角之气，地以候口齿之气，人以候耳目之气。三而成天，三而成地，三而成人，三而三之，合则为九，九分为九野，九野为九脏，故神脏五，形脏四，合为九脏。王注：肝藏魂，肺藏魄，心藏神，脾藏意，肾藏志，是谓神脏五。一头角，二耳目，三口齿，四胸中，是谓形脏四。张注：形脏四，谓胃大小肠膀胱脏，有形之物也。胆无出无入，三焦有名无形，皆不藏有形之物也。于理亦通，但于本文不贯。古人诊脉，凡头面手足之动脉，无不诊之。犹《伤寒论》多以趺阳脉言之也。其九候法，亦以三部有天地人，与后世之浮中沉不同也。必先度其形之肥瘦，大抵肥人脉沉多痰，瘦人脉浮多火。以调其气之虚实，肥人血实气虚，瘦人气实血虚。实者泻之，虚者补之。统肥瘦虚实而明刺治之法。必先去其血脉刺去留着血脉之邪，而后调之，无问其病，以平为期。本章言形体肥瘦、血气虚实、泻实补虚之法，下章申明形体血气脉情，以别生死之殊。

形盛外有余脉细内不足，少气不足以息者，危。形瘦体弱脉大病有余，胸中多气者喘满，死。形气不相得而相反。形气相得者，生。参伍不调者，病。此句以脉言。三部九候皆相失者，死。目内陷者死。诸脉皆属于目。

---

① 岐：通"歧"。

上^①下左右之脉，相应如参春^②者，病甚。参差春激。上下左右相失不可数者，死。脉急失常，无伦者死。中部之候相减者死。减削无神。中竭者死。上下阴阳不相接续。

察九候，头面手足三部九候。独小者病，于九部之中而分此七诊，大小疾迟寒热陷，诊其何部独不同，则为病脉。独大者病，独疾者病，独迟者病，独热者病，独寒者病，独陷者吴注：沉伏病。

九候之脉皆沉细悬绝者，为阴，主冬，故以夜半死。盛躁喘数者，为阳，主夏，故以日中死。寒热病者，以平旦死。吴注：寒死夜半，热死日中，平旦为阴阳交会之中。热中及热病者，以日中死。火王于午。病风者以日夕死。风属卯木，日夕申酉属金，金克木。病水者以夜半死。水王亥子。其脉乍疏乍数、乍迟乍疾者，曰乘四季死。辰戌丑未土，曰脾绝故也。形肉已脱，大肉已去。九候虽调，犹死。七诊虽见，九候皆从者，不死。所言不死者，申明不死之故。风热之病，风热内盛有独大独极之脉。及经月之病，经血不足有独小独迟之脉。似七诊之病而非也，故言不死。若有七诊之病，其脉候亦败者，死矣，必发哕噫。胃为哕，呃逆也。心为噫，嗳气也。《三部九候论》。

色诊，色多青则痛，多黑则痹，黄赤则热，多白则寒，五色皆见，则寒热也。《皮部论》。

人之居处动静勇怯，脉亦为之变乎？曰：凡人之惊恐恚劳动静，皆为之变也。是以夜行则喘出于肾，淫气病肺。子病及母。有所堕恐，喘出于肝，淫气害脾。木克土，病其所胜。有所惊恐，喘出于肺，淫气伤心。惊则气乱，神无所依，故喘出肺而伤心，是病其所不胜。度水跌仆，喘出于肾与骨。水气通肾。当是之时，勇者气

① 上：原脱，据《素问·三部九候论》补。
② 春：把东西放在石臼或钵里捣去皮壳或捣碎。

行则已，不病。怯者则着而为病也。故曰诊脉之道，观人勇怯、骨肉皮肤能知其情，以为诊法也。故饮食饱甚，汗出于胃；惊而夺精，汗出于心；持重远行，汗出于肾；疾走恐惧，汗出于肝；摇体劳苦，汗出于脾。故春秋冬夏，四时阴阳，生病起于过用，此为常也。《经脉别论》。

凡未诊病者，必问尝贵后贱。虽不中邪，病从内生，名曰脱营。心志不乐，营血不生。尝富后贫，名曰失精。富则膏粱，贫则藜藿，脏液不生。五气脏气留连，病有所并，医工诊之，不在脏腑，不变形躯①。内无可求，外无可验。诊之而疑，不知病名，身体日减，气虚无精，无精彩。病深无气，形气皆丧。洒洒然时惊。洒洒，恶寒貌。病深者，以其外耗于卫，内夺于营。王注：血为忧煎，气随悲减。良工所失，不知病情，不知脱营，失精病情。此治之一过也。

凡欲诊病者，必问饮食居处。暴乐暴苦，近贶②何如。始乐后苦，年久得失。皆伤精气。精气竭绝，形体毁沮。暴怒伤阴，伤肝。暴喜伤阳，伤心。厥气上行，满脉去形。逆气上行，满于经络，使神气离散。愚医治之，不知补泻，不知病情，精华日脱，邪气乃并，此治之二过也。

善为脉者，必以比类奇恒，凡病有奇病，有常病，善脉者，必以奇常比类而推之。从容知之。为工而不知道，此诊之不足贵，此治之三过也。

诊有三常，必问贵贱，封君败伤，失势。及欲王候。妄念。故旧也贵脱势，失去倚靠。虽不中邪，精神内伤，身必败亡。始富后贫，虽不伤邪，皮焦筋屈，痿躄为挛。不得志而气血伤、筋骨挛。医不知严严察，不能动神，不能神而明之。外为柔弱，委屈随顺。

---

① 不变形躯：谓未见身体改变。
② 贶：通"况"。

乱至失常，病不能移，以至不治。此治之四过也。

凡诊者，必知始终，有知余绪。吴注：始病今病以及余事。切脉问名，当合男女。王注：男阳气多，左大为顺，女阴气多，右大为顺。离绝菀结，王注：离，间其亲爱也。绝，断其所怀也。菀，思虑郁积也。结，怫郁不解也。忧恐喜怒，忧则志苦，恐则气下，喜则惮散，怒则逆乱。五脏空虚，血气离守，工不能知，何术之语？尝富大伤，斩筋绝脉，身体复行，令泽不息。身虽复旧，而色泽尚未滋息。故旧也伤败结，留薄归阳。王注谓：阳经及六腑。张注：由阴伤而及于阳。愚谓：旧伤气血所败结者，留薄而转归于阳分。脓积寒炅，内积脓血，外为寒热。粗工知之，亟刺阴阳，不别阴阳而妄刺之。身体解散，四肢转筋，妄刺大伤气血，虚。虚则变证百出，以致肢体解散转筋。死日有期。医不能明，此治之五过也。故曰：圣人之治病也，必知天地阴阳、四时经纪、五脏六腑、雌雄表里、刺灸砭石、毒药所主。非必专用毒药，凡药皆有毒，皆可主病。从容人事，有调养消息导引之法。以明经道①，知之亦不外常理。贵贱贫富，各异品理②，问年少长、勇怯之理，审于部分③，上阳下阴。知病本始。八正九候，《八正神明论》：八正者，所以候八风之虚邪，以时至也。九候见前篇。诊必副矣。《疏五过论》。

切脉之道，清静为宝。神清气爽恬静安舒。又云：持脉之道，虚静为保，虚心体察，静虑常泰，如此求进切脉之道，无以复加矣！

伤寒，脉结代，心动悸。主治炙甘草汤。脉来缓，时一止复来者，名曰结。如泻漆紫结转索之状。脉一数，时一止复来者，名曰促。有急急突蹶之象。阳盛则促，阴虚脉数。促，于数脉中见其不及。

---

① 经道：诊治疾病的常规。

② 各异品理：体质各异。

③ 部分：《素问·疏五过论》作"分部"。按部分、分部义同，都指与脏腑相应的体表部位。

阴盛则结。阳虚脉缓。结，于缓脉中见其不及。又脉来动而中止，更来小数中有还者反动，名曰阴结也。宛如雀啄之状。不以名促，反以结名者，以其心家真脏之阴脉也。脉来动而中止，不能自还，因而复动者，名曰代阴也。宛如虾游之象。不可名结，因得代名者，以乍疏乍数，为脾家将绝之阴脉也。得此脉者，难治。

按阳脱者，其人如生，阴脱者，其身如被鬼杖。夫五脏相生，一脏受灾，四脏相救，如子救母、母援子之类，阴阳相须应也。如一脏受灾，四脏不救，胜我者愈受其克，我胜者反受其侮，阴阳相离也。彼气已绝，此气不存，有司命之责者，可不调未灾未绝之先乎？

长沙公脉法

问曰：脉有三部，寸关尺也。阴阳相乘。阴盛乘阳，阳盛乘阴。营卫气血，在人体躯。呼吸出入，上下于中，呼出心与肺，主上；吸入肝与肾，主下。因息游布，津液流通。脉因气息呼吸游布周身，脉行津液流通于上下也。随时动作，效象形容，脉随四时动作，各形其象焉。春弦秋浮，冬沉夏洪。此四时之脉象。察色观脉，大小不同，凡病，脉色同诊，脉有大小之分。一时之间，变无经常[1]。脉变之速无常。尺寸参差，或短或长。脉有参差之不同。上下乖错，或存或亡。脉之乖错，有生有死。病辄改移，进退低昂。脉有参差乖错，病有进退低昂。心迷意惑，动失纪纲。倘迷惑治病，未有不失者。愿为具陈，令得分明。

师曰：子之所问，道之根源。脉有三部，尺寸及关，营卫流行，不失衡铨[2]。营行脉中，卫行脉外。肾沉、心洪、肺浮、肝

---

① 经常：二字原倒，据《伤寒论·平脉法》乙正。
② 不失衡铨：原脱，据《伤寒论·平脉法》补。

弦，此自常经，不失铢分。昼夜周流，不差铢分。出入升降，漏刻周旋，水下百刻，一周循环。脉之出入升降应漏刻以周旋。漏水下百刻，乃日之一周。一日之中，自寅至丑，脉气循环五十周，共计八百一十丈。明日寅时初刻，复出于寸口，谓之一大周。当复寸口，虚实见焉。故诊寸口以分虚实。变化相乘，阴阳相干。脉之变化，阴阳相干，而病见焉。风则浮虚，中风阳邪，脉浮虚。寒则坚牢，伤寒阴邪，脉坚牢。沉潜水蓄，水蓄于中，脉见沉潜。支饮急弦，饮流于胁，则脉弦急。动则为痛，痛病则脉动。数则热烦。数为热。设有不应，知变所缘，脉不相应，必有变故。三部不同，病各异端。三部各有所主，为病不同。太过可怪，不及亦然，脉平无病，不可太过，亦不可不及。邪不空见，中必有奸，邪脉一见，中必有病。审①察表里，三焦②别焉，病分表里、内外、上中下三焦。知其所舍，消息诊看，知病所舍于表里三焦，须消息而诊看之。料度脏腑，独见若神。于气之度数，料度脏腑之虚实，见之若神明焉。为子条记，传与贤人。

师曰：呼吸者，脉之头也。医以平人之呼吸，准病人之迟数，初得脉之纲领也。初持脉，来疾阳有余去迟阴不足，此出疾入迟，脉度变换。名曰内虚外实也。来出以知其外，入去以知其内。初持脉，来迟去疾，此出迟入疾，名曰内实外虚也。以疾为实，以迟为虚，来去出入，脉之大关键也，内外虚实，脉之大纲领也，此诊脉之要务也。

寸口脉浮为在表，脉沉为在里，表为阳，里为阴，故表脉浮而里脉沉。数为在腑，迟为在脏。腑为阳，脏为阴，故腑脉数，脏脉迟。假令脉迟，此为在脏也。申明在脏为迟，在腑可知矣。

寸口脉浮而紧，浮则为风，紧则为寒。浮紧病在表，即上风则浮，虚寒则牢坚也。风则伤卫，寒则伤营，中风伤卫气，伤寒伤营血。

---

① 审：原作"当"，据《伤寒论·平脉法》改。
② 三焦：原作"三部"，据《伤寒论·平脉法》改。

营卫俱伤①，骨节烦疼，当发其汗也。此桂麻各半之症也。

脉浮而大，太阳、阳明脉也。心下反硬。此阳明腑邪。盖少阳之经自胃口而行两胁，少阳经气侵逼阳明之腑，腑气遏逆上行，碍少阳下出之路，经腑郁迫，结于胸胁，故心下痞硬。有热属脏者，攻之，不令发汗，热伤脏宜急攻，禁发汗以伤津。属腑者，不令溲数。防其渗利。溲数则大便硬，津液亡而大便硬。汗多则热愈增，过汗则营消而热愈增。汗少则便难，少汗则腑热郁而便难。脉迟尚未可攻。内热未实尚未可攻。盖脏宜急攻，阳明少阴急下三症，若缓攻之，则经迫热伤及脏阴，不可救矣！腑宜缓攻，故脉迟，热未实，不可攻。

师曰：脉，肥人责浮，瘦人责沉。肥人当沉，肌肉丰厚，脉气宜沉深。今反浮；宜沉反浮。瘦人当浮，肌肉减薄，脉气宜浮浅。今反沉，宜浮反沉。故责之。责其反常，则为病也。

趺阳脉紧而浮，趺阳，足阳明胃动脉，冲阳、气冲、人迎、大迎。冲阳在足跗上，故谓之趺阳。浮为气，气逆。紧为寒，寒气盛。浮为腹满，以土居中，在浮沉之间，气不应浮，浮则胃气逆。胃主降浊，浊气不降，是以腹满。紧为绞痛。土性和缓，脉不紧，紧则胃气寒。胃主受盛，寒则胃气凝滞，木邪相侵，故为绞痛。浮紧相抟，肠鸣而转，转则气动，膈气乃下。寒气有时而动，或肠鸣，或作泄，其满痛稍减，顷而寒凝气滞，痛满又作，此肾阳虚也。少阴脉不出，其阴肿大而虚也。少阴脉出，则肾阳渐复，少阴脉不出，则肾阳渐灭。水寒木郁，陷而不升，其阴器肿大而虚也。阴器为诸经之宗，虽属肾而肝主筋故也。足少阴动脉太溪、阴谷，太溪在内踝后，阴谷在膝后腘中内侧。

少阴脉不至，肾气微，少精血，奔气促迫，阴气上奔，促逼清道。上于胸膈，宗气反聚，宗气为肾阴所迫，迫则反聚而不散。血结心下，气结血凝，结于心下。阳气退下，血结遏抑，清阳不得上奉，故阳气退下。热归阴股，肝郁生热，归于阴股。与阴相动，热与下阴两相扇

---

① 伤：《伤寒论·辨脉法》作"病"，二字义皆通。

动。令身不仁，此为尸厥，清阳生发，人自灵觉。今结血迷心，清阳下陷，故身无知觉而不仁也。尸厥，《史记·扁鹊传》虢太子病尸厥是也。当刺期门、巨阙。期门，厥阴穴，在乳傍。巨阙，任脉穴。刺以下泄阴股之郁热，上通心下之结血，使阴阳上达，神气通畅，则明白如初矣。

跌阳脉微而紧，紧则为寒，胃气寒。微则为虚，胃气虚。微紧相抟，虚而且寒。则为短气。浊阴凝塞，清阳不升，则为短气。少阴脉弱而涩，胃气虚寒，肾阳必败，脉弱而涩。弱者微烦，血虚故微烦。涩者厥逆。血寒故厥逆。

跌阳脉不出，胃气虚败。脾不上下，脾不运行，中脘滞塞，不能上下升降。身冷肤硬。阳虚不能外达，无以温分肉而柔肌肤也。

跌阳脉滑而紧，滑者胃气实，紧者脾气强。持实击强，一实一强，两不相和，必致相击，持胃气之实击脾气之强。痛还自伤，脾不受胃之击，则痛还自伤。以手把刃，坐①作疮也。如以手把刃，必自伤，作金疮也。

跌阳脉沉而数，沉为实，内实。数消谷，热则消谷。紧者病难治。沉数，胃阳已盛，脉再兼紧，阳邪郁而不达，则病为难治矣。

跌阳脉大而紧者，当既下利，胃阳为胆经所郁，不能容纳水谷，当既下利。为难治。《经》云：下利脉大者，为未止，则正气已虚而更兼紧，则邪气又实，故难治。

寸口脉阴阳俱紧者，尺寸皆紧。法当清邪中于上焦，《金匮》谓：雾伤于上。或发热、头痛、项强、颈挛、腰痛、胫②酸等症。浊③邪中于下焦。《金匮》云：湿伤于下。或寒栗、足冷、便溺等症。清邪中上，名曰洁也，清轻上浮之意。浊邪中下，名曰浑。重浊下凝。阴中于邪，必内栗也。表气微虚，里气不守，故使邪中于阴也。浊邪之

---

① 坐：因为。

② 胫：原作"颈"，据文义改。

③ 浊：原作"独"，据《伤寒论·辨脉法》改。

所中也。阳中于邪，必发热、头痛、项强、颈挛、腰痛、胫酸，所谓①阳中雾露之气。清邪之所中也。故曰清邪中上，浊邪中下。中上为内热，中下为内寒，上热下寒，阴阳俱病，而阳病则轻，阴病则重，以邪之清浊不同也。阴气为栗，足膝逆②冷，阳不下达。便溺③妄出。气不下摄。表气微虚，里气微急，表虚外邪易入，里寒则郁而作急。三焦相溷④，溷乱。内外不通。三焦俱病。上焦怫郁，脏气相熏，热入于脏。口烂食龈也。上感表邪，下寒逼迫，火郁于上，故证如此。中焦不治，胃气上冲，胃宜降而逆冲。脾气不转，脾陷而失转运。胃中为浊，失于健运。营卫不通，血凝不流。气血窒塞而为病。若卫气前通者，小便赤黄。气降为水而黄。与热相抟，不能尽出于小便，必郁而为热。因热作使，卫气所到，热亦随之，是因热而作使也。游于经络，在表。出入脏腑。在里。热气所过，则为痈脓。热蒸为腐毒。若阴气前通者，前通于上。阳气厥微。厥寒不能作热。阴无所使，客气内入，下焦客气内入于胸膈。嚏而出之，冲动肺气，上逆故嚏。声嗢⑤咽塞。出之不及，则声嗢咽塞。塞厥相逐，为热所壅，下焦寒攻于上，为上热所壅。血凝自下，寒热相抟，血凝自下。状如豚肝瘀血。阴阳俱厥，上下俱致厥逆。脾气孤弱，升降失权，孤脏而转弱矣。五液注下，脾不能统摄五脏之精液，五液奔注而下泄。下焦不阖，清便下重，泄无可止。令便数难，便数艰难。脐筑湫⑥痛，脐傍筑塞而湫痛。命将难全。阴阳两败，内外交攻，故曰难全。脉阴阳俱紧者，表寒外束，尺寸俱紧。口中气出，唇口干燥，寸紧阳郁而上热。蜷卧足冷，尺紧阴郁而

① 谓：原作"为"，据《伤寒论·辨脉法》改。
② 逆：原作"厥"，据《伤寒论·辨脉法》改。
③ 便溺：二字原倒，据《伤寒论·辨脉法》乙正。
④ 溷：肮脏，混乱。
⑤ 嗢（wà 哇）：反胃欲吐的声音。
⑥ 湫（jiǎo 绞）：用同"绞"。

下寒。鼻中涕出，舌上胎①滑，黄注②：上热，亦有寒热夹杂。到七日以来，其人微发热、手足温，阳数七，微热足温，表里之邪将解。此为欲解；故愈。到八日以上，反大发热者，表里俱盛，郁极而发。此为难治。设使恶寒者，必欲呕也，表寒入胃而气逆。腹内痛者，必欲利也。寒凝腹痛，气陷而泄。

脉阴阳俱紧者，至于吐利，里气松，病应解。其脉独③不解；以脉紧不去，病必不解。紧去人安，脉紧已去而人安和。此为欲解。若脉迟，紧去而脉迟。至六七日，不欲食，此为晚发，水停故也，阴盛脉迟，由水停在内，自必作病，至此为晚发。为未解；食自可者，为欲解。紧去而食自可，内无停水，为欲解也。

趺阳脉浮而涩，胃脉失常度。少阴脉如经也，少阴脉浮涩，如其常度。其病在脾，法当下利，病脾下陷而为利。何以知④之？若脉浮而大者，大则不涩。气实血虚也。此为阳盛，阳盛则脾不病。今趺阳脉浮而涩，脉不浮大。故知脾气不足，胃气虚也。故下陷为利。以少阴脉弦而浮，水不生木，木郁而见脉浮弦，此少阴不调之脉也。才见，此为调脉，见此浮涩便为调脉。故称如经也。若反滑⑤而数者，木郁而生下热。故知当屎脓⑥也。必伤阴分而便浓血，乃少阴失常之脉也。

趺阳脉迟而缓，胃气如经也。迟缓为胃本脉。趺阳脉浮而数，失胃常脉。浮则伤胃，胃主降而反升。数则动脾，脾主升，数则阴燥而动脾。此非本病，本无此病。医特下之所为也。误下之过。营卫内陷，下致内陷。其数先微⑦，先数者化而为微。脉反但浮，浮数者反为

---

① 胎："苔"古字。
② 黄注：似指清代医家黄元御所著《伤寒悬解》。
③ 独：原作"犹"，据《伤寒论·辨脉法》改。
④ 知：原作"言"，据《伤寒论·辨脉法》改。
⑤ 滑：原作"浮"，据《伤寒论·辨脉法》改。
⑥ 脓：原作"浓"，据《伤寒论·辨脉法》改。
⑦ 微：此上原衍"而"字，据《伤寒论·辨脉法》删。

浮微。其人必大便硬，胃虚约结不舒，粪粒坚小。气噫而除。膈气为病。何以言之？本以数脉动脾，其脉先微，故知脾气不治，大便硬，气噫而除。今脉反浮，其数改微，邪气独留，脉不浮微而浮数，则脾动，邪热独留。心中①则饥，熏灼脾阴，心液消耗，故心中则饥。邪热不杀谷，饥不消食，邪热不杀谷也。潮热发渴。只潮热发渴已耳。数脉当迟缓，脉因前后如法，胃得本脉。病者则饥。脾善消谷。数脉不时，若脉数动脾，精血消亡，其害则不止渴消而已，不时生毒。则生恶疮也。

寸口脉微而涩，微者卫气不行，气虚。涩者营气不足。血亏。营卫不能相将，营卫互为消长，虚则不能相将而行。三焦无所仰，营卫滋溉乎三焦，虚则三焦无所仰赖。身体痹而不仁。肌肉筋骨失其滋养。营气不足，则烦疼，筋骨无养则烦痛。口难言。舌本无血所养。卫气虚，则恶寒，阳虚恶外寒。数欠。欠者，开口呵气。阴阳相引，日暮阴盛，吸引上焦之阳，阳气虽虚未至下陷，随引而随升，升则欠作，人将睡时。阳为阴引，欲下而不能下，多作呵欠。义见《灵枢·口问》。三焦不归其部，营起中焦，卫起下焦，合起行于上焦，同宗气浑成大气，而变化于三焦。上焦阳气不归者，噫而吞酢②；噫气吞酸。中焦阳气不归者，不能消谷引食；下焦阳气不归者，则遗溲。膀胱失约，缘三焦手少阳相火衰微，故见证如此。

趺阳脉浮而芤，浮者卫气衰③，芤者营气伤，芤脉中空，失血之候。其身体瘦，肌肉甲错。营卫所以熏肤充身而泽毛。虚而且伤，故身体瘦削、肌肉甲错，由血气衰损而不荣也。浮芤相抟，营卫俱虚。宗气衰微，营卫化生于水谷，水谷化生气血，心主营血，肺主卫气，其大气之抟而不行者，积于胸中，名曰宗气，乃营卫之根本。原胃气以贯心肺而行呼吸，

---

① 心中：二字原倒，据《伤寒论·辨脉法》乙正。

② 吞酢：《伤寒论·平脉法》作"酢吞"。

③ 衰：原作"虚"，据《伤寒论·平脉法》改。

营卫虚，故宗气衰微。**四属断绝**。不能运化精微，无以养乎四旁。四属断绝，失所秉也。

脉弦而大，木火相扇。**弦则为减**，卫衰则外减。**大则为芤**，营衰则内芤。**减则为寒**，阳不足，卫衰而气寒。**芤则为虚**，阴不足，营衰而血虚。**虚寒相抟**，气寒血虚。**此名为革**，如鼓之皮，外实内空。**妇人则半产漏下**，气血不能养胎，或漏下血崩。**男子则亡血失精**。中气颓败，水下寒而火上热，水火不能交济。水木下陷则内为虚寒，火经上逆则外为弦大，金水不藏而木火善泄，故堕胎而经漏，血脱而遗精也。

寸口脉微而涩，微者卫气衰，涩者营气不足。卫气衰，面色黄。卫生于胃，衰则土败而面色黄。**营气不足，面色青**。营藏于肝，血不足，则木枯而色青。**营为根**，营为卫根。**卫为叶**，卫为营叶。**营卫俱微，则根叶枯槁**，肺气不营于皮毛，心血不足为面华。**而寒栗、咳逆、唾腥、吐涎沫也**。土败不能生金。

寸口脉微而缓，微者卫气疏，疏则其肤空。空豁而不致密。**缓者胃气实，实则谷消①而水化②也**。中热则胃中消谷，肠胃充廓，故胃缓也。**谷入于胃，脉道乃行**。水谷化生营卫，布散于外而行脉道。**水入于经**，血从心赤色而变化。**其血乃成。营盛则其肤必疏**。肺主气，气盛则清凉而收敛。肝主血，血盛则温暖而发散。营为卫根，二气调和，则营不独盛。营血独盛，则血愈温散而气不收敛，汗孔开泄，是以其肤必疏。**三焦绝经**，三焦经络之血尽化汗液，泄于皮毛。**名曰血崩**。所谓夺汗者勿血，夺血者勿汗，汗即血之酝酿而成者也。

寸口脉弱而缓，弱者阳气不足，缓者胃气有余。有余者，胃气上逆，壅满不降，名为有余，实则胃气不足也。**噫而吞酸，食卒不下，气填于膈上也**。上脘壅滞，胃口痞塞，肝木不得升达，郁而为噫气、吞酸，食不下，浊气塞于膈上。

---

① 谷消：二字原倒，据《伤寒论·平脉法》乙正。
② 水化：二字原倒，据《伤寒论·平脉法》乙正。

寸口脉弱而迟，弱者卫气微，迟者营中寒。营为血，血寒则发热。血寒则温气外泄而发热。卫为气，气微者心内饥，心内空虚而若饥。饥而虚满，不能食也。阳虚气滞，胃口痞满，虽饥而不能食也。

跌阳脉伏而涩，伏胃气郁伏，胃虚，阳虚于下。则吐逆，水谷不化，涩胃气凝塞，阴填于上，胃逆不能纳谷。则食不得入，名曰关格。按格食不得入，关尿不得出，此亦名之者，以水谷不化而吐逆，是反胃之病。食不得入而噎塞，是膈噎之病，统以上言之。

寸口脉浮而大，浮为虚，大为实。实则清空，虚则痞塞，惟阴平阳秘①，则阳交于阴，脉不见浮大。阴盛阳虚，则阳泄于外，而浮大见焉。其浮者，阳之内虚也，其大者，阳之外实也。在尺为关，在寸为格，阳气下陷而为关，阴气上逆而为格。关则不得小便，阴阂于下，清气沉郁不升，肝木一陷，疏泄之令不行，故不得小便。格则吐逆。阳浮于上，浊阴冲塞不降，胃土既逆，受盛之官失职，故吐逆也。按阳气下降而化浊阴，浊阴降则谷入而不呕，阴气上升而化清阳，清阳升则水利而不癃。阴盛于下，致阳陷不升，故肝气下郁而水不行。《灵枢》所谓阴气太盛，则阳气不能荣也，故曰关。阳盛于上，缘阴逆而不降，故胃气上逆而食不下。《灵枢》所谓阳气太盛，则阴气不能荣，故曰格。

寸口脉浮大，证非里实。医反下之，此为大逆。浮则无血，大则为寒，里气虚寒，脉故浮大，下则大逆。寒气相抟，则为肠②鸣。里寒凝涩，木气冲横则鸣。医乃不知，不知血寒发热。而反饮冷水，令汗大出，水得在里寒气，寒冷必相抟，相合抟结不散。其人即饐。饐与噎通。《汉书·贾山传》言，祝饐在前，祝鲠在后③。其病即咽喉噎塞，气闭而食阻也。

跌阳脉浮，浮则为虚，虚浮相抟，故令气饐，言胃气虚竭

---

① 阳秘：原作"阴蜜"，据文义改。

② 肠：原作"腹"，据《伤寒论·辨脉法》改。

③ 祝饐……在后：古代帝王表示敬老、养老，请年老者饮酒吃饭，设置专人祷祝他们不哽不噎。饐，同"噎"。

也。故瘀塞不通。脉滑则为哕，胃气上逆。此为医咎，此医之过。责虚取实，反责内虚以为实，而以下取之。守空迫血。浮则无血反守其中，空以为满而汗以遏之，阳亡阴升，填塞清道，故非噎即哕也。脉浮鼻中燥者，必衄也。以中虚气逆，故血随气升，而为衄也。

脉浮而大，浮为风虚，风气之虚，风泄于外。大为气强。卫气之强，气闭于内。风气相搏，外风于内气相搏，风外泄而气内闭。必成瘾疹，营郁而后发。身体为痒。郁于皮腠故痒。痒者，名风泄，风欲泄而不泄。久久为痂癞。风不透泄，经血郁热，久而营气蒸腐，而见于头面皮肤之上下。

脉浮而滑，浮为阳，滑为实。阳实相搏，其脉数疾，卫气失度。浮滑之脉再加以数疾，发热汗出者，再复发热汗出，阴阳消亡。此为不治。《难经》：脉一呼三至曰离经，四至曰夺精，五至曰死，六至曰命绝。至此浮滑数疾之脉也。

问曰：脉有阴阳，阳道实，阴道虚。何谓也？答曰：凡脉大浮数动滑，此名阳也；脉沉涩弱弦微，此名阴也。凡阴病见阳脉者生，阳主生，阴病见阳脉，阴盛而阳气来复，阳复者故生。阳病见阴脉者死。阴主死，阳病见阴脉，阳浮而阴气内盛，阴盛者故死。

脉有阳结、阴结者，何以别之？答曰：其脉浮而数，浮阳数热。能食①，不大便者，此为实，内实。名曰阳结也，阳实而无阴以和之，其气必结。期以十七日当剧。火为阳，大衍之数，地二生火，天七成之，合而为九，积至二九十八日，则火气盛矣。阳性疾，故不及期而剧之也。其脉沉而迟，沉阴迟寒。不能食，身体重，大便反硬，阴性沉重，阴盛大便当溏，不溏而硬，故谓之反。凡大便秘涩，粪若羊矢者，皆阴结之证也。名曰阴结，阴盛而无阳以和之，其气必结。期十四日当剧。水为阴，大衍之数，天一生水，地六成之，合而为七，积至二七十四日，则

---

① 能食：此上原衍"不"字，据《伤寒论·辨脉法》删。

水气盛矣。阴性迟，故及期而剧也。

　　脉来缓，时一止复来者，名曰结。脉来数，时一止复来者，名曰促。缓为阴，数为阳。脉阳盛则促，阴盛则结，此为病脉。阴阳偏盛。脉霭霭浮动如车盖者，名曰阳结也。脉累累①不平如循长竿硬节者，名曰阴结也。脉瞥瞥虚飘如羹上肥者，阳气微也。脉萦萦细弱如蜘蛛丝者，阳气衰也。脉绵绵断续如泻漆之绝者，亡其血也。

　　阴阳相搏，名曰动。阳动阳升于阴则汗出，卫泄而汗出。阴动阴闭于阳则发热。卫郁而发热。形冷恶寒者，动虽在阳脉之中，而实阴阳所俱有也，脉动亦有形冷恶寒者。此三焦伤也。阳伤而变阴寒。若数脉见于关上，关候中焦。上下无头尾，关上无头，关下无尾。如豆大圆也，厥厥不定貌动摇者，气郁于中，不能升降。名曰动也。关乃阴阳出入升降之路，阴自此欲升而为阳，脾土虚而不能升；阳自此欲降而为阴，胃土弱而不降，则二气郁于关上而见动脉。如此形象，实脾胃虚失升降之状也。

　　阳脉寸也浮大而濡②，阴脉尺也③浮大而濡，阴脉与阳脉同等者，名曰缓也。

　　问曰：翕浮动之意奄忽也沉重按则有名曰滑，何谓也？师曰：沉为纯阴，阴降于尺则为沉。翕为正阳，阳升于寸则为浮。阴阳和合，上下相和。故令脉滑。浮沉流畅之意。关尺自平，寸浮尺沉而得滑脉，关为阴阳之交、浮沉之中，关平则阴阳和合，而尺自无不平也。阳明脉微沉，沉则关不平，微沉则偏于阴，阴气稍盛矣。饮食自可。阴未大盛。少阴脉微滑，滑则尺不平，微滑非阴阳和合之滑，未免稍偏于阳。滑者，紧之浮名也，此为阴实，肝气菀于下焦，不遂发生之性。其人必股内

①　累累：连绵不绝貌。

②　濡：同"软"。《集韵》："濡，柔也。"异体作"輭""软"。

③　也：原误作"寸"，据文义改。

汗出，阴下湿也。风木疏泄，所以汗出阴下湿也。

脉浮表也而紧，伤寒脉紧，寒性闭藏而不发之象。名曰弦也。弦，肝脉浮紧为弦，宜辨。弦者，状如弓弦，按①之不移也。申明弦脉之象不类于紧。脉紧者，如转索无常也。申明紧脉之象不类于弦，不然二脉相似而实不同。

问曰：为人所难，紧脉从何而来？师曰：亡汗，若吐，伤其胸中之阳。以肺里寒，故令脉紧也。假令咳者，坐饮冷水，饮冷伤肺。故令脉②紧也。假令下利，以胃中虚冷，中寒冷泄。故令脉紧也。

寸口卫气盛，名曰高；气盛于上，则崇高也。营气盛，名曰章；血盛于下则章显也。高章相搏，寸阳尺阴，气血并盛。名曰纲。脉则刚而不柔。卫气弱，曰惵；阳弱则惵怯也。营气弱，曰卑；阴弱则柔退也。惵卑相搏，名曰损。阴阳损削。卫气和，名曰缓；营气和，名曰迟；迟缓从容之谓。缓迟相搏，体脉安和。名曰沉③。营卫和则缓迟相得，故沉。

寸口脉缓而迟，缓则阳气长，其色鲜，鲜明。其颜光，光润。其声商，清越。毛发长；主卫气言之也。迟则阴气盛，骨髓生，血满，充盈。肌肉紧薄鲜硬。主营气言之。阴阳相抱，此统营卫合而言之。营卫俱行，刚柔相搏④，名曰强也。此释上强字之义。

问曰：经说脉有三菽⑤、六菽重者，何谓也？师曰：脉以指按之，如三菽之重者，肺气也。浮如毛也。如六菽之重者，心气也。洪如钩也。如九菽之重者，脾气也。脾主肌肉，脉在浮沉之间，

---

① 按：原脱，据《伤寒论·辨脉法》补。
② 脉：原脱，据《伤寒论·平脉法》补。
③ 沉：原作"强"，据《伤寒论·平脉法》改。注文此字同改。
④ 搏：原作"得"据《伤寒论·平脉法》改。
⑤ 菽：豆类的总称。

和缓也。如十二菽之重者，肝气也。微弦。按之至骨者，肾气也。沉如石。假令下利，阴病。寸口、关上、尺中悉不见脉，阳气脱也。然尺中时一小见，脉再举头者，肾气也，肾为根脉，肾气未绝，犹可治也。若见损脉来至，为难治。损，迟且微也。所谓一呼一至曰离经，二呼一至曰夺精，三呼一至曰损，四呼一至曰命绝，此损之脉也。

问：东方肝脉，其形何似？师曰：肝者，木也，名厥阴。其脉微弦濡弱而长，是肝脉也。肝病自得濡弱者，有胃气。愈也。假令得纯弦脉者，死。失胃气也。何以知之？以其脉如弦直，此是肝脏伤，故知死也。弦之太过，而无和缓之气，是失胃气之滋荣。《素问》：脉来濡弱招招，如揭衣竿，曰肝平①；脉来急益劲，如新张弓弦，曰肝死。正此意也。

南方心脉，其形何似？师曰：心者火也，居上。名少阴，其脉洪大而长，是心脉也。心病自得洪大者，愈也。假令脉来微去大，火，阳也，阳位于外而根于内。今来微，主里微；去大，主表大；是外实而内虚也，此内与外相反。故名反，病在里也。脉来头小本大，本来大主里，头去小主表，是内实而外虚也，此外与内相覆。故名覆，病在表也。反覆者，阴偏胜，阳偏负也。阴胜阳负，阴阳反覆，犹颠倒也。上微头小者，表阳微小。则汗出。表阳不固。下微本大者，心与小肠为表里，本表大，下里微。则为关格不通，不得小便，头无汗者，可治，虽病关格，而阳未至绝，可治。有汗者，死。阳绝经，所谓绝汗出也。

西方肺脉，其形何似？师曰：肺者金也，名太阴，其脉毛浮也，位右。肺②病自得此脉。毛浮。若得缓迟者，得胃气，土生金也。皆愈；若得数者，则剧。火克金。何以知之？数者，南方火，

---

① 脉来……肝平：《素问》原文为"平肝脉来，软弱招招，如揭长竿末梢，曰肝平"。

② 肺：原脱，据《伤寒论·平脉法》补。

火克西方金，法当壅肿，肺胀。为难治也。

师曰：立夏得洪大脉，是其本位。其人病身体苦①疼重者，_{气寒郁于皮毛，或时湿郁则身重。}须发其汗。若明日身不疼不重者，不须发汗。若汗濈濈自出者，明日便解矣。何以言之？立夏洪大脉是其时脉，故使然也，四时仿此。

问曰：二月得毛浮脉，何以据言至秋当死？师曰：二月之时，_{肝木用事。}脉当濡弱，_{东方生生之气，正得阳和达畅之象。}反得毛浮者，_{乃肺金脉。}《素问》：木位之下，金气承之。故知至秋死。_{木愈衰，而金愈旺也。}二月肝用事，肝属木，故应濡弱反得毛浮者，是肺脉也，肺属金，金来克木，故知至秋死。他皆仿此。

伤寒发热，啬啬恶寒，大渴欲饮水，其腹必满，是肺病也，_{肺统卫气而性收敛，则木不能泄。}自汗出，小便利，_{风木疏泄，肝司营血而性疏泄，则金不收。}其病欲解。_{营泄卫宣。}此肝乘肺也，名曰横，刺期门。_{以泄肝气。}

问曰：病有洒淅恶寒而复发热者，何？_{太阳病。}答曰：阴脉不足，阳往乘之，阳脉不足，阴往乘之。曰：何以阳不足？答曰：假令寸口脉微，名曰阳不足。_{卫行脉外而盛于上，病则卫闭而不得外达，乃内乘阴位，而阳遂虚。}阴气上入于阳中，_{阳位虚而阴乘之，阴乘于外。}则洒淅②恶寒也。曰：何以阴不足？答曰：假令尺脉弱，名曰阴不足。_{营行脉中而盛于下，病则营扰而不得内守，乃外乘阳位，而阴遂虚。}阳气下陷于阴中，_{阴位虚而阳乘之，阳郁于中。}则发热也。

阳脉浮_{寸浮}阴脉弱者_{尺弱则血虚，血虚不能养筋则筋急也。}其脉沉者_{尺脉弱则无不沉，营气微也。}阳乘之，必发热。其脉浮而汗出如流珠者，_{恐汗亡阳。卫气衰也。}阴乘之，必恶寒。营气微者，必发

---

① 苦：原脱，据《伤寒论·辨脉法》补。
② 淅：原脱，据《伤寒论·辨脉法》补。

热。加烧针，以烁其血。则血留①而不行，燥结故也。更发热而烦躁也。热盛烦躁，烧针之过。阴阳俱平者，寸不甚浮，有关以降之；尺不甚沉，有关以升之。故阴阳虽分尺寸，而权于关上，盖关阴阳之中枢、升降浮沉之坦途也。

脉浮而数，浮为风，数为虚，数为热。云虚寒有误，或"数"字是"紧"字之误。风为热，虚为寒，风虚相抟，则洒淅恶寒也。

伤寒，脉阴阳俱紧，尺寸皆然。恶寒发热，则脉欲厥。非真厥也。厥者，脉初来大，浮取则紧而大。渐渐小，按之紧渐小。更来渐渐大，久之紧仍渐大。是其候也。正气虚，内外皆邪，脉厥之候。如此者，恶寒甚者，翕翕汗出，表虚。喉中痛。风盛生热。热多者，热多于寒。目赤脉多、睛不慧。目多红筋，不明，为经热。医复发之，误汗。咽中则伤。大耗其液。若复下之，误下。则两目闭。阳陷阴伤。寒多者，便清谷；内寒，清谷自下。热多者，便脓血。虽热甚，为误汗下所致。若熏之，误熏于外。则身发黄。内外热合。若熨之，暖熨其体。则咽燥，火逼上冲。若小便利者，可救；津液未竭。小便难者，为微殆。此正虚邪实，阴阳错杂。经云汗下不可火劫。不可，岂竟无法乎？盖明示以治外不可遗内，治内不可遗外。未误以前，有不可误治之戒，既误以后，有随症应变之情，岂可拘拘于伤寒法为哉？

伤寒发热，口中勃勃气出，气粗热盛。头痛目黄，热湿熏蒸。衄不可制。血为气动。贪水者必呕，过饮不胜其寒。恶水者厥。胃中畜②寒。若下之，咽中生疮。徒清腑不能清脏。假令手足温者，必下重便脓。腑热下注。头痛目黄者，若下之，则两目闭。徒清其下不能清其上。贪水者，若下之，其脉必厥，其声嘤，咽喉塞。贪水者，其先既呕，则有寒，可知下之故致此症也。若发汗，则战栗，阴阳俱虚。贪水则津已不足，汗之则伤气血，故战栗而阴阳俱虚。恶水者，若

---

① 留：原作"流"，据《伤寒论·辨脉法》改。

② 畜：通"蓄"。

四二

下之，则里冷，不嗜食，大便完谷出。胃有宿寒，而重寒之也。若发汗，则口中伤，舌上白胎，烦躁。内热已伤其津，而宿寒不化，复伤表，故致此症。脉数实，至此补明其脉。不大便，六七日后必便血，若发汗，则小便自利。此有错简。盖云脉数实，不大便已久，误发其汗，则小便自利后必便血也。

小便当赤而难，胞中当虚，今反小便利而大汗出。阴气内弱，阳虚外越。卫家当微，今反更实，津液四射，营竭血尽，干烦而不眠，血薄肉消而成暴液。津液四射。医复以毒药攻其胃，又虚其里。此为重虚，客阳去有期，必下如污泥而死。

师曰：病人脉微而涩者，寸微尺涩。此为医所病也，大发汗，伤表脉微。又数大下之。伤里脉涩。其人亡血，不但亡阳而又亡血。病当恶寒，卫虚。后乃发热无休止，血虚。时夏月盛热反恶寒欲着复衣，冬月盛寒反恶热欲裸其身。所以然者，阳微则恶寒，阴弱则发热。此医发其汗，令阳气微，又大下之，令阴气弱。五月之时，阳气在表，胃中虚冷，以阳气内微，不能胜冷，故欲着复衣。十一月之时，阳气在里，胃中烦热，以阴①气内弱不能胜热，故欲裸其身。又阴脉迟涩，故知亡血也。涩脉亡血。

诸脉浮数，当发热而洒淅恶寒。郁热在内，阳遏而不得外发。若有痛处，痛在一处。饮食如常者，知内无病。此内蓄积而有痈脓也。

问曰：脉病欲知愈未愈者，何以别之？答曰：寸口、关上、尺中三处，大小浮沉迟数同等，虽有寒热不解者，此脉阴阳为和平，虽剧当愈。

问曰：凡病欲知何时得，何时愈？答曰：假令半夜得病者，明日日中愈，日中得病者，半夜愈。何以言之？日中得病半夜愈者，以阳得阴则解也。半夜得病，明日日中愈者，以阴得阳

---

① 阴：原作"阳"，据《伤寒论·辨脉法》改。

则解也。

病六七日，手足三部脉手三部：太渊穴寸关尺也。足三部：足厥阴五里，在毛际外，太冲在大指本节后二寸陷中，足少阴太溪在内踝后脚跟陷中，足阳明冲阳在足跗上，即趺阳也。又足太阴箕门在鱼腹上。皆至，俱有脉至。大烦而口噤①不能言，其人躁扰者，微阳初复会为群阴所遏，不能剧升。郁勃，鼓动之象，此病机将复。必欲解也。郁久必升。若脉和，其人大烦目重，膀胱经起于内眦，眼皮重厚，阳气外现于目也。睑②内际黄者，胃气将复，色见于睑。此欲解也。

问曰：伤寒三日，脉③浮数而微，浮数而渐微，脉有退意。病人身凉和者，初热而凉和，症亦有解意。何也？答曰：此为欲解，解以夜半。阴虽渐复，必至夜半阴旺始能全复也。脉浮而解者，表阳之旺。濈然汗出也。脉数而解者，里阳之旺。必能食也。脉微而解者，表里之阳俱虚。必大汗出也。解各不同，因脉以分其状也。

问曰：病有战而汗出，因得解者，何也？答曰：脉浮而紧，伤寒脉也。按之反芤，此为本虚，本气之虚，阳气郁于阴邪，不能透发。故当战而汗出也。其人本虚，是以发战，以脉浮，故当汗出而解也。若脉浮而数，按之不芤，其人反不虚，若欲自解，但汗出耳，不发战也。

问曰：病有不战而汗出解者，何也？答曰：脉大而浮数，阳气旺盛，阴邪不能遏郁。故知不战汗出而解也。

问曰：病有不战不汗出而解者，何也？答曰：其脉自微，此以曾经发汗，若吐、若下、若亡血，以内无津液。如是脉无邪而病根已去，但邪去津复，阴阳相济而自平。此阴阳自和，必自愈，故不战不汗出而解也。

---

① 噤：原作"禁"，据《伤寒论·辨脉法》改。

② 睑：原作"脸"，据《伤寒论·辨脉法》改。注文此字同改。

③ 脉：原脱，据《伤寒论·辨脉法》补。

脉浮而迟、面热赤而战惕①者，阳郁欲发，虚而不剧发。六七日经尽阳复。当汗出而解，反发热者，差迟。阳虚则解期差迟。迟脉迟为无阳，无阳但能发热。不能作汗，则气郁皮腠。其身必痒也。阳复则病愈，阳虚则解迟，阳尽则命绝，病无阳复而死者，亦无阳尽而生也。此以下命绝数章，发明首章阳病见阴脉者死之之义。

寸口脉微，阳气衰也。尺脉紧，阴气盛也。其人虚损多汗，卫虚而阳亡也。知阴常在，阴气独持。绝不见阳也。纯阴无阳。

脉浮而洪，阳不根阴。身汗如油，绝汗乃出，大如贯珠，转出不流。喘而不休，气不归根。水浆不下，胃气败也。形体不仁，营卫败也。乍静乍乱，神明乱也。此为命绝也。又未知上章言命绝。何脏先受其灾？若汗出发润，肺失收敛之令。喘而不休者，肺气逆而不降，治节失令。此为肺先绝。肺主气而藏津液，液脱而气根绝也。阳反独留，火独炎于上。形体如烟熏，心为面华而不华，血先亡而脉乃枯。直视摇头，乃肝病无母气而失所养，神明乃乱。此为心绝也。心藏神，火独炎而神明败。唇吻反青，唇吻，胃经所主。反青，木克土也。四肢漐习②者，风气发而四末战摇。《左传》云：风淫末疾。此为肝绝也。肝色青而主风，木克土而风淫独炽。环口黧黑，脾胃精竭。柔汗发黄者，脾阳外越，湿胜伤脾。此为脾绝也。脾窍于口而色黄，水侮土而气外脱。溲便遗失，肾失闭藏。狂言，志意已乱。目反③直视者，瞳神无水所养，为肝枯精竭。此为肾绝也。肾主二便而藏志，肾阳脱而志意乱。

肾与膀胱为表里，膀胱经起目内眦，行身之眦。《素问》云：太阳膀胱之脉，其终也，戴眼反折。即反目直视之意。

又未知何脏阴阳先绝？若阳气前绝阴气后竭者，其人死，身色必青。青者木色，肝肾皆阴。阴气前绝阳气后竭者，其人死，

---

① 惕：原作"栗"，据《伤寒论·辨脉法》改。
② 漐习：谓病人手足出汗震颤。
③ 目反：二字原倒，据《伤寒论·辨脉法》乙正。

身色必赤，赤者火色，心肺皆阳。腋下温，心下热也。腋下，心下，阳之部。温热者，阳之气也。

师曰：寸脉下不至关，为阳绝，尺脉上不至关，为阴绝，尺寸之脉发现于上下而气根于中焦。中焦者，所以升降阴阳而使之相交，所以上寸阳下尺阴脉不至关者，皆为绝。此皆不治，决死也。若计其余，命生死之期，期以月节克之也。如木弱忌金，火弱忌水，一交金水之节气，则死期至矣。

伤寒①，咳逆上气，胃土上逆，肺金不降，治节失权。其脉散者，肺性收敛，散则不收而气败。死。谓其形损故也。气所以熏肤充身，气散骨枯肉陷而形损也。

师曰：脉病人不病，名曰行尸，病隐精微，不现形躯。以无王气，脉病。卒眩仆不识人者，短命则死。人病脉不病，名曰内虚，病在形骸，不在精神。以无谷神，人病，虽困无苦。

问曰：上工望而知之，中工问而知之，下工脉而知之，愿闻其说。师曰：病家人请，云病苦发热，身体疼。病人自卧，表病。师到诊其脉，沉而迟者，不见浮大表脉。知其差也。知表病差。何以知之？表有病者，脉必浮大，今脉反沉迟，故知其表病愈也。假令病人云腹痛，病人自坐，里病。师到脉之，浮而大者，不见沉迟里脉。知其里病差也。何以知之？里有病者，脉当沉而细，今脉浮大，故知其里病愈也。

师曰：病家人②来请，云病人发热烦极。明日师到，病人向壁卧，烦热必不能卧，今向壁静卧，热将退。此热退也。望而知之。设令脉不和，刻当自和。处言已愈。

设令向壁卧，闻师到不惊起而盻视③，若三言三止，脉之

---

① 寒：原脱，据《伤寒论·辨脉法》补。

② 家人：二字原倒，据《伤寒论·平脉法》乙正。

③ 盻（xì 细）视：怒视，仇视。

咽唾者，此诈病也。望而知之。设令脉自和，处言汝病太重，当服吐下药、针灸数十百处，假言以恐吓之。乃愈。

师持脉，病人欠者，平人神倦若睡，其呵欠者。无病也。脉之呻者，身有痛苦则呻。病也。言迟者，风也；内风者，内湿外燥，语言謇塞，故迟。摇头言者，里痛也，心腹痛极则摇头。行迟者，表强也。阳性轻清，表郁气浊，故言重而行迟。坐而伏者，短气也。身仰则气愈短，故坐而身伏。坐而下一脚者，腰痛也。腰痛则身曲不敢直。里实护腹如怀卵物者，心痛也。心痛以手捧腹，如抱物然。此闻望之法也。

问曰：人病恐怖者，其脉何状？师曰：脉形如循丝累累然，肾主恐，恐则气下。肾脉原沉细，恐怖气动，故脉细如此，惊惧之象也。其面白脱色也。肝藏血而主色，心亦为面华，恐则惊心丧魄，故血脱而不华。而肺气妄动，故色脱面白，白者金色也。此望切之法也。

人愧者，其脉何类？师曰：脉浮，心肺气动。面色乍白乍赤。愧发于心，心火炎则动肺气，火赤金白，故面色乍赤而乍白也。此望切之法。

人不饮，其脉何类？师曰：脉自涩，唇口干燥也。《素问》云：饮入于胃，游精气上输于脾。脾气散精，上归于肺，通调水道，下输膀胱。水精四布，五经并行。夫人身半以上，水少气多，是为气道，所谓上焦如雾也。身半以下，气少水多，是为水道，所谓中焦如沤，下焦如渎也。如是经脉流利而不涩，唇口滑泽而不燥。不饮则经络失滋，故脉自涩，孔窍不润，故唇口干燥。

此亦望切之法也。

师曰：伏气之病，气之伏藏而未发，发则必有伏藏之根，而未曾得于望闻问切者。以意候之。又广以意候之法。今月之内，欲有伏气，恐其欲有伏藏之气，作异日之病基。假令旧有伏气，设一旧有伏气为法。当须脉之。若脉微弱者，为少阴之伏气。当喉中痛，肾脉通喉，阳在上，其性疾，故先喉痛。似伤，非喉痹也。其状似伤喉，非厥阴火升之喉痹也。病人云实喉①中痛，虽尔，今复欲下利。阴分之病，而不先下利者，阴在下而性迟，故病先喉痛而复下利也。

问曰：脉有灾怪，何谓也？师曰：假令人病，脉得太阳，与形证相应，因为作汤，比还送汤，如食顷，病人乃大吐。若②下利、腹中痛，师曰我前来不见此证，今乃变异，是名灾怪。问曰：缘何作此吐利？答曰：或有旧时伏药，今乃发作，故为此灾怪耳。世亦有婢妾冤雠③毒行暧昧，未可料也。

上共八十六条，多本《内经》，根经化裁，脉病对针，令人三复不倦。

---

① 喉：《伤寒论·平脉法》作"咽"，二字义皆通。

② 若：原脱，据《伤寒论·平脉法》补。

③ 冤雠：即"冤仇"。"冤"当作"冤"，"雠"同"仇"。

卷　二

脉理宗经论

窃思《内经》一书，为治病之源。即脉理一宗，虽四诊之末，实医学之首务，关乎生死之要枢也。何后人不尊经训而自立议论，致使寸关尺之步位①、五脏六腑之分配宫位②悬殊，于《内经》不合，则歧路分驰，茫无所适。俗遵《脉诀》左心小肠肝胆肾，右肺大肠脾胃命，后人以为法守。彼岂不知大小肠反列寸口上焦，盖误在心肺与大小肠相为表里也。蔡西山③、戴同父、滑伯仁、李士材俱非之，始以左尺里候前阴、小肠、膀胱之属，右尺里候后阴、大肠之分，诚至当也！故以《内经》脉要诊法摘录于前，长沙公脉解随录于后，复依《内经》部位编明于左，则无所差池。《内经》分配左心、膻中、肝、膈、肾、前阴，右肺、胸中、胃、脾、肾、后阴。其不及胆者，以胆附于肝也；其不及命者，以命门列于二肾之中，如坎④二阴一阳，阳居中而二阴分左右也。盖左阳右阴，天之常也；左水右火，地之理也。故左尺主肾之真阴，右尺主肾之真阳，则知左右皆肾水，而命门居中，不得谓右为命门也。孰知命门统夫两肾者也！

---

① 步位：犹部位。下同。
② 宫位：此指脏腑对应位置。
③ 蔡西山：即蔡元定（1135—1198），字季通，学者称西山先生，建宁府建阳县（今属福建）人，蔡发之子。南宋著名理学家、律吕学家、堪舆学家，朱熹理学的主要创建者之一。在医药方面著有《脉经》（亦称"脉书"），系取《内经》《难经》、张仲景、王叔和及孙真人诸家脉书为基础编成。原书已佚，据考尚存残文。
④ 坎：八卦之一，代表水。

《内经》三部脏腑图

寸关尺者，从鱼际至高骨却有一寸，故名寸；从尺泽至高骨却有一尺，故名尺；寸阳尺阴，高骨为阴阳之关界，故名关。从关至寸口，《经》云上竟上者，胸喉中事也。从关至尺，《经》云下竟下者，少腹①腰膝股胫足中事也。又云尺内两傍，则季胁

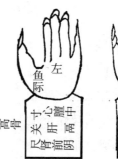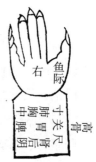

也。肋骨尽处为季胁，以其近肾，故尺脉主之。

经云：尺外以候肾，尺里以候腹中。李士材云：尺外前半寸，尺里后半寸。

按：左右手三部俱系肺经太渊穴，肺统十二经之气，故诸经皆如此而诊焉。

足少阳胆甲木，足厥阴肝乙木，手太阳小肠丙火，手少阴心丁火，足阳明胃戊土，足太阴脾己土，手阳明大肠庚金，手太阴肺辛金，足太阳膀胱壬水，足少阴肾癸水，手少阳三焦相火，手厥阴心胞相火。

此十二经阴阳表里天干分配，惟三焦心胞无配，配以相火。云水只一而火有二，视此则火有五焉。

太阴肺脾少心肾，手太阴肺，足太阴脾，手少阴心，足少阴肾。厥属心胞肝为近，手厥阴心胞、足厥阴肝。小肠膀胱三焦胆，手太阳小肠、足太阳膀胱、手少阳三焦、足少阳胆。阳明大肠胃堪认。手阳明大肠、足阳明胃。

---

① 少腹：原作"小腹"，据《素问·脉要精微论》改。下同。

按：人受气于谷，谷入于胃，散精于脾。脾为胃行其津液，以灌溉四旁，脏腑皆得受其气。其气清者为营，浊者为卫。营行脉中，卫行脉外，周于身而不息，五十度而复大会。其气每从中焦寅时传肺，卯时传大肠，辰时传胃，巳时传脾，午时传心，未时传小肠，申时传膀胱，酉时传肾，戌时传心胞，亥时传三焦，子时传胆，丑时传肝，周而复始，循注入①肺。循环无端，转相灌溉，故脉先见寸口，以处百命而决生死焉。又云时之所主，不可妄施针烙。

十二经分配时候歌

子胆丑肝寅时肺，卯主大肠辰主胃，
巳脾午心未小肠，申系膀胱酉肾寄，
戌属胞络亥三焦，时辰脏腑从此配。

三阴三阳王时

少阳旺于寅卯辰，太阳旺于巳午未，
阳明旺于申酉戌，太阴旺于亥子丑，
少阴旺于子丑寅，厥阴旺于丑寅卯。

此仲景六经王时，欲解必因其时。诊病因其时，则知病在何经。

十二经皆有动脉，独取两手寸口动脉以定十二经之证治。夫两手寸关尺，即肺太渊穴动脉，系手太阴经，何以能知十二经之证治乎？盖胃为五脏六腑之海，其清气上注于肺，肺气从太阴而行之，太阴注手阳明，阳明注足阳明，太阴以次相传余经，昼夜循环无端，以成度数，会于寸口，变见于脉。盖以肺

---

① 入：原作"如"，据文义改。

统诸经之气，而十二经之脉气皆于肺脉一经而见兆也。不然胡为乎诊一肺脉而能知诸经之脉乎？且诸经之症，不诊于本经之动脉，而必于肺脉一经而诊之乎，书此以释凡疑。

《脉诀》一书，谓非叔和所著，乃高阳生假托其名。彼以大、小肠列于寸口，已言之矣，而又以三焦、命门列于右尺，而膻中不与焉。《灵枢》云：宗气出上焦，两乳之间。营气出于中焦，卫气出于下焦。上焦在于膻中，即心胞。中焦在于中脘，即中州。下焦在于脐下阴交。卫气根于肾。故寸主上焦以候胸中，关主中焦以候鬲中，尺主下焦以候腹中。三焦已有所属，而竟列于右尺，不亦谬乎？命门，《内经》并无明言，已于前论详言矣。李士材曰：肾有两枚，皆属于水，初无水火之别。《仙经》曰：两肾一般无两样，中间一点是真阳。两肾中间穴名命门，相火所居也。李时珍曰：命门为藏精系胞之所，其体非脂非肉，白膜裹之，在脊骨节七节两肾中央，系着于脊，下通二肾，上通心肺贯脑，为生命之原，相火之主，精气之腑。人物皆有之，生人生物，皆由于此。《内经》所谓七节之旁，中有小心是也。以相火能代心君行事，故曰小心。汪讱庵曰：男女媾精，皆禀相火以结胎，人之穷通①寿夭，皆根于此。乃先天无形之火，主云为②而应万事，蒸糟粕而化精微者也。无真阳之火，则神机灭息，生气消亡矣。观诸所言，则命门断不得列右尺明矣。第相火有三者，何也？命门之相火，水中之火也，龙火也，真火也。心胞之相火，手厥阴之阴火也。三焦之相火，手少阳之相火也。惟命门相火，一身之阳赖之以生。若心胞阴相火，三

---

① 穷通：困厄与显达。

② 云为：变化。此言化育，亦即指人的生理变化。

焦阳相火，乃邪火也，贼火也，伏则无事，动则多愆①。一身两傍，及颈项耳后胁肋之疾，多由于此。《东垣十书》言之详矣。吴鹤皋云：相火发于三焦，则从阳化，相火发于心胞，则从阴化，而实一而通之也。以是知三焦心胞皆主于相火，而系于肝胆也，惟其从化，所以多生诸病，无怪东垣谓其贼火邪火也。

统辨《脉诀》之误

喻嘉言曰：叔和以心与小肠同诊，肺与大肠同诊，有识者咸非之，只以指授无人②，未免姑仍③其陋。陈修园以寸尺皆可配，似无定论。黄元御谓当配于寸，不配于尺，毋亦以心肺与大小肠脉络相续、相为表里耳，视此亦似有理。究之，心移热小肠，肺移热大肠之类，以之论病机则可，若以定步位而同诊，则不可也。有辨。部位之分，当求详于《素问》《灵枢》。步位一定，茅塞顿开，指下精微毕透。

《素问》谓：尺内两傍则季胁也，尺外以候肾，尺里以候腹中。中附上，左外以候肝，内以候鬲，右外以候胃，内以候脾。上附上，左外以候心，内以候膻中，右外以候肺，内以候胸中。前以候前，后以候后。上竟上者，胸喉中事也；下竟下者，少腹腰股膝胫足中事也。又谓下部天以候肝，地以候肾，人以候脾胃之气。中部天以候肺，地以候胸中之气，人以候心。上部天以候头角之气，地以候口齿之气，人以候耳目之气。此头面手足、上中下三部九候脉也。只以六腑茫无所属，以叔和之

---

① 愆（qiān 千）：过失。
② 指授无人：谓未有更精妙的脉学著作将新的认识传于后世。
③ 姑仍：暂且沿袭。姑，姑且，暂且。仍，因袭，沿袭。

卷

二

五

三

《脉经》显明，是以自晋至今几千百年河江不返也！不知大小肠即尺里以候腹中，已尽其义，而又申以上竟上、下竟下之文，则彰明且著矣。故喻氏谓小肠当归右尺，以火从火也；大肠当归左尺，以金从水也，与景岳意同。吾谓当依濒湖，小肠配左尺，大肠配右尺，上下分属为妥也。盖左尺属癸水，膀胱属壬水，与小肠丙火正相配，而无寒凝滞患。又手太渊穴左手一脉，小肠与心络相连续，若云右尺则不相连贯矣。右肾为相火，虽曰两肾一般无两样，中间一点是真阳，然前肾皆以右尺主相火矣。相火为火，大肠庚金燥金也，以燥金而处于极阴之地，应与相火比配，则顽金亦有生化。又手太渊穴右手一脉，大肠与肺相连续，若云左尺则不相连贯串矣。且心肺居上焦清净之源，大小肠居下焦浊阴之地，阴阳悬绝，不啻①天渊②，而关隔阴阳，上清下浊，不能混淆。若云同诊，岂浊阴之气而上干清阳之地，其可得乎？

又谓三焦属火，候于右肾。吾谓三焦当分诊于寸关尺，何也？经曰：上焦如雾，中焦如注，下焦如渎。想像部位，乃无形可拟之辞也。然虽无形可拟，而部位犹可想像。《经》又曰：三焦者，决渎之官，水道出焉。上中下满腔热气布护，通调水道者也。上焦不治，则水泛高源；中焦不治，则水流中脘；下焦不治，则水乱二便；三焦气治，则脉络通而水道利矣，则上中下三焦各有脉络也，明矣。又膻中为心主，乃臣使之官，代心君而行事，主相火而为阴。三焦乃相火之阳，为膻中之腑。膻中代心君而行事，则三焦亦膻中出入之道也。膻中与心同候，上焦亦应候于寸，明矣。

---

① 不啻：不异，和……一样。
② 天渊：喻相隔极远，差别极大。

《内经》虽未明言其部位，于经文历历可考，人自不察耳！推其理，上焦应候于寸，中焦应候于关，下焦应候于尺。若独主右尺，何云三焦？盖言一焦可乎？不可。

陈修园云：大小肠经无明训。其实尺里以候腹中，则大小肠、膀胱俱在其中，又谓王叔和心肺与二肠相表里之义也。张景岳：左尺大肠，金水相生，右尺小肠，火归火位之义也。李濒湖：左尺小肠，右尺大肠，上下分属之义也。俱有至理，惜未画一①。但云当以病症相参，如大便秘，右尺宜实，若右尺反虚，左尺反实，便是金水同病也。小便热淋，左尺宜数，若左尺如常，右尺反数，便知相火炽盛也。或两尺如常，而脉应两寸者，便知心移热小肠，肺移热大肠也。进考其论，脉多与《内经》相符，乃竟委婉其辞而不归于一，其遗恨岂鲜哉？若以病症言之，随证变迁，五脏六腑相克相侮，相生相传，不一其证②。如此，则不但大小肠无定位，而脏腑俱无定位矣！有是理哉？

修园又云：右肾属火，即云命门亦可。三焦鼎峙二肾之间，以应地道之大转，即借诊于右尺，亦何不可？此说更属不经③！命门已有明辨。三焦有辨，请再言之。马玄台云：三焦空处，有名无形，此不得为三焦，而割右肾为三焦之腑。拘拟脏腑有定位，独不明肾为脏，何得割右肾脏为三焦之腑乎？焦而曰三，本上中下三部，何得居于右肾乎？又脉书以三焦候于右肾，以火从火也。夫三焦阳火可候于右肾，盍并心胞阴火亦候于右肾乎？何乃缺而无所诊也？姑置勿论。彼三焦之分上中下，亦犹

---

① 画一：统一。

② 不一其证：其病证不一。

③ 不经：不合经典，没有根据。

胃脘之分上中下，似同而实不同。胃脘从咽直贯而下，水谷所行之路而无着落。三焦从上直下，所谓满腔热气通调水道，而无着落。夫三焦既曰上中下，则上竟上、下竟下，《内经》教人诊法也。病从此分，诊从此见也，则三焦定以寸关尺为诊也。

分疏十二经大意

心为火脏，其色赤，位居南离①丁火，为手少阴经，在时为夏，在脉为芤、为钩、为洪。其脏为神，其主为血，其恶热，其液汗，神明之合也。《经》曰君主之官，神明出焉。其合为脉，其荣②为色，其音为征，在声为笑，在变动为忧，在味为苦，在志为喜，其华在面，其充在血脉，开窍于舌。又云心无窍，与肾同窍于耳，心与小肠为表里。

肝为木脏，其色青，位与东震乙木，为足厥阴经，在时为春，在脉为弦。其藏为魂，其主为风，其恶风，其液泪，营血所藏也。《经》曰：将军之官，谋虑出焉。其合为筋，其荣为爪，在音为角，在声为呼，在变动为握，在味为酸，在志为怒，其华在爪，其充在筋血，开窍于目。俗云木克土，肝无补法，宜凉宜伐，肝盛则可。《经》云：木得土而达③。为东方生发之气，宜调养，宜疏畅，宜条达畅茂，栽培不暇，伐云乎哉④！

脾为土脏，其色黄，位居中州己土，为足太阴经，在时为长夏，又分属四季，在脉为缓。其藏意与志，其主为燥，其恶

---

① 南离：指南方。《易》离卦位在南，故称。下文中东震、西兑、北坎分别指东方、西方、北方。震、兑、坎皆指卦位。

② 荣：原作"萦"，据《素问·五脏生成》改。

③ 木得土而达：按本句"达"引申指穿透，为木克土的拟景。作者相关论述拘于"达"的常义，未妥。

④ 伐云乎哉：作者意谓木欲达而不可伐。

湿，其液涎，纳水谷，助胃气而化精也。《经》曰：谏议之官，知周出焉。其合为肌肉，其荣为唇，在音为宫，在声为歌，在变动为哕，在味为甘，在志为思，其华在唇，其充在肌，开窍于口。脾喜燥而恶湿，又曰脾为孤脏。

肺为金脏，其色白，位居西兑辛金，为手太阴经，在时为秋，在脉为毛浮也。其藏为魂，其主为气，其恶为寒，其液为涕。水谷之气化精于脾，上输于肺而化气焉。肺与大肠为表里，故大肠为魄门。《经》曰：相傅之官，治节出焉。其合为皮，其荣为毛，在音为商，在声为哭，在变动为咳，在味为辛，在志为忧，其华在毛，其充在皮，开窍于鼻。肺统诸经之气而见肌表。《经》曰：形寒饮冷则伤肺。不得概以火克金而用苦寒也。又曰肺为娇①脏。

肾为水脏，其色黑，位居北坎癸水，为足少阴经，在时为冬，在脉为石沉也。其主为骨，其恶为燥，其液为唾，其藏精与志，为一身之主宰，乃命性之根也。《经》曰：肾为作强之官，伎巧出焉。其合在骨，其荣在发，在音为羽，在声为呻，在变动为栗，在味为咸，在志为恐，其华在发，其充在骨，开窍于二阴，又曰开窍于耳。

心胞即膻中，为阴相火，为手厥阴经。又云：心主，以其代心君而行事，卫相火而行于厥阴之分也。《经》曰：膻中者，臣使之官，喜乐出焉。又曰：心胞发病，喜乐不休，其为心主，故亦以脏名之，合之则六脏矣。

以上六脏皆阴也，手三阴、足三阴是也。以下六腑皆阳也，手三阳、足三阳是也。

胃属戊土，脾之腑也，为足阳明经。脾阴胃阳，故胃以清

① 娇：原作"娇"，据文义改。

为补。胃体阳，其用则阴，上受下与，多主浊降，使肺亦随之而降，金能生水也。脾体阴，其用则阳，游精化液，多主清升，使肝木亦随之而升，木能生火也。《经》曰：胃者，仓廪之官，五味出焉。水谷入味，游液精气于脾，上输于肺而生气，入心肝而生血，下入肾而生精，周达四肢，布护周身，所谓脾胃灌溉四旁是也。

大肠属庚金，又曰燥金，为手阳明经，为肺之腑，相为表里，故亦有相为病者。《经》曰：大肠者，传导之官，变化出焉。

小肠为丙火，手太阳经，为心之腑，相为表里，故亦相为病者。《经》曰：小肠者，受盛之官，化物出焉。丙火克庚金，故有小肠移热大肠之症。

胃纳水谷，脾气化而上升，二肠则气化而下降。肠喜畅达，畅达胃中之气也。肠胃通畅，则为平人，否则病。

三焦属阳，相火，手少阳经，为手厥阴心胞之腑。《经》曰：上焦如雾，中焦如沤，下焦如渎。又曰：决渎之官，水道出焉。三焦非同诸腑有形可见，虽有上中下部位而无着落，满腔热气布护，通调水道者也。上焦不治，则水泛高源；中焦不治，则水流中脘；下焦不治，则水乱二便；三焦气治，则脉络通而水道利矣。

胆为甲木，肝之腑也，足少阳经，无出无入，为清净之腑，不宜汗吐下，只有和解一法。《经》曰：胆者，中正之官，决断出焉。十二经皆取决于胆，人之勇怯邪正于此詹[①]之，故胆从詹。

膀胱为壬水，为肾之腑，为足太阳经。《经》曰：州都之

---

① 詹：似通"占"，占验；观测。

官，津液藏焉，气化则能出矣。陈修园云，膀胱藏津液，气化清者出而滋润脏腑筋骨皮毛，其浊者出而为溺也。其源本三焦决渎，乃热气布护水道，下出二便焉。吾非谓①膀胱气化，则涓滴难下；非三焦通调，则化源不清。如治水必清其源，而流自顺矣。

经有十二，络有十二，十二经得十二络，又有脾之大络，阳跷有阳络，阴跷有阴络，故络十五焉。士材则有任督二络，无阳跷阴跷二络。士材与《内经》相合，当以此为正。

奇经八脉

十二经外又有奇经八脉。有阳维、阴维、阳跷、阴跷、冲、督、任、带之脉，此八脉不拘于常经，故曰奇经。

督脉者，总督诸阳之经，行于背，为诸阳之海。起于下极之俞，并于脊里之上，至风府发际，入属脑后。士材云，至顶齿缝中龈交穴。

任，妊也，为阴之任，行身之前，为阴脉之海，乃生养之本。脉起于中极会阴，注脐下四寸之下，以上至毛际，阴毛。循腹里，上关元，脐下三寸。至咽喉，上颐，循面，入耳络舌。

冲，直冲而上，为诸经之海，总领诸经。脉起于气街，并足阳明胃经，侠脐上行，至于胸而散，为十二经之根本。

督任冲三脉，皆由极阴始于气冲，一源而分三歧。

带，如人束带，总束前后诸脉，使得调和。脉起于季肋，肋骨尽处章门穴。回绕一身如带，故名。

督脉，尺寸中央俱浮，直上直下。督脉为病，主外感风寒

---

① 非谓：疑当为"谓非"。"非膀胱气化"一语与下文"非三焦通调"句相对。

之邪。脉循脊而上，病则脊强而厥逆，可灸身柱一穴。《内经》云：实则脊强，虚则头重。叔和云：腰背强痛，不可俯仰，大人癫病，小儿风痫。

任脉，寸口脉紧细实，长至关，又曰寸脉如丸。任脉为病，脉由毛际循腹而上，病则腹里若结不通，男子为病七疝，一厥、二盘、三寒、四症、五附、六脉、七气。女子为病，内作瘕聚，多因停血所致。瘕名有八：蛇瘕、脂瘕、青瘕、黄瘕、燥瘕、血瘕、孤瘕、鳖瘕是也。聚者，聚结成块而无常处。叔和云：小腹绕脐引阴中痛，又主腹中有气，如指上抢心，俯仰俱急。

冲脉，沉，尺寸中央俱牢，直上直下。冲脉为病，脉起于气街，循足少阴，病则肾气不足。伤于冲脉，逆气不上行，里急而腹胀痛。又云，冲脉渗灌毛肤，生毫毛，故女子脱血，不营于唇，故不生须；宫①去宗筋，亦不生。又云冲督用事，则十二经不朝于寸口，其人若恍惚狂痴。

带脉，关部左右弹。带脉为病，脉起季肋，周身病则肚腹膨满，腰间缓慢畏寒，故溶溶②若坐水中。《明堂》曰：女人带脉不固，小腹痛，理③急，瘕瘕，月事不调，赤白带下。洁古云：带脉，太阴所主。仲景云：太阴病瘥后，腰以下有肿气，牡蛎泽泻汤主之，若不已，灸章门二穴即效。

阳跷，阳跷为阳之捷径。主一身左右之阳脉。起于足跟中，循足外踝，由腿外行背侧，循胁上肩，夹口吻至目，极于耳后，入风池。穴在顶后发际陷中。

阴跷，为阴之捷径。主一身左右之阴。亦起于足跟中，循足

---

① 宫：指用宫刑。
② 溶溶：腰间寒冷懈怠貌。
③ 理：当作"里"。

内踝，照海穴。由跨①内行腹侧，上行至咽喉，交胃冲脉，极于目内眦睛②明穴。

阳跷脉，寸部左右弹，紧急也。阳跷为病，乃诸阳脉盛，散入于阳跷，病在阳而不在阴，故阴缓而阳急。缓无事，急有事。阳跷脉循足外踝而上行，病在外踝上急，病在阳。而内踝上缓。阴无事也。洁古云：阳跷在肌肉之上，通贯六腑，主持诸表。阳病则寒，其治风池、风府，宜汗。病主腰背痛，癫痫僵仆，恶风偏枯，痛痹体强。

阴跷脉，尺部左右弹，紧急也。阴跷为病，乃诸阴脉盛，散入于阴跷，病在阴而不在阳，故阳缓而阴急。阴跷循足内踝而上行，病在内踝上急，病在阴。而外踝上缓。阳无事也。洁古云：阴跷在肌肉之下，通贯五脏，主持诸里。阴病则热，其治可灸照海穴，且在里宜下。病苦癫痫，寒热，皮肤淫痹，小腹里急，腰痛及阴痛，男阴疝，女漏下。

阳维主一身之表，维持诸阳之脉。阴维主一身之里，维持诸阴之脉。二脉淫溢积畜于经络，不能循环周流，灌溉于十二经之中。故阳维起于诸阳之会，发于足外踝下一寸五分，循膝上髀厌③抵小腹，循头入耳，至本神而止。阴维起于诸阴之交，发于内踝上五寸，循股入小腹，循胁上胸至顶前。苟阴阳不能维持，则神志不爽，怅然而失志也，有如溶溶然不能自收持。士材云：阳维脉尺内斜上至寸，故阳为卫而主表。卫气受病，不在里而在表，故作寒热。叔和云：肌肉痹痛不仁，手足相引，甚不能言。士材云：阴维脉尺外斜上至寸，阴为营而主里。营

---

① 跨：当作"胯"。指股间。
② 睛：原作"精"，据文义改。
③ 髀厌：指股骨大转子部位。

血受邪，不在表而在里也。心主血，病则苦心痛。叔和云：癫痫僵仆，失音，肌肉痹痒，汗出恶风。又曰：脉沉大而实，主胸胁满痛，脉如贯珠，男子腰胁痛，女子阴中痛或疮。

士材云：阳维主一身之表，阴维主一身之里，以乾坤言也。阳跷主一身左右之阳，阴跷主一身左右之阴，以东西言也。督脉主身后之阳，任冲主身前之阴，以南北言也。带脉横束诸脉，以六合言也。张紫阳[1]云：冲脉在风府穴下，当是督脉。督脉在脐后，当是冲脉。任脉在脐前，带脉在腰，阴跷脉在尾闾前阴囊下，阳跷脉在尾闾后二节，阴维脉在顶前一寸三分，阳维脉在顶后一寸三分。凡人有此八脉，俱属阴，神闭而不开，惟神仙以阳气冲开，故能得道。八脉俱先天大道之根，惟阴跷为先，以脉才动，诸脉皆通。

持脉法

《脉经》曰[2]：欲持其脉，令仰其手，男先取左，女先取右。医者覆手以中指切至高骨，定其关位；次下食指切关前，以定寸位；再下无名指切关后，以定尺位。叔和曰：切脉宜相病人长短肥瘦，人长臂亦长，指下宜疏；人短臂亦短，指下宜密；瘦人肤薄，持之勿重；肥人肤厚，持之勿轻。《机要[3]》曰：持脉之道有三，轻手循[4]之曰举；重手取之曰按；不轻不重，委曲求之曰寻。初持脉时，宜先轻手举之，以察其浮，如脉浮肤上，阳也，腑也，内应心肺；再重手按之，以究其沉，

---

① 张紫阳：北宋道士、内丹学家，原名伯端，字平叔。著《悟真篇》。
② 脉经曰：此段文字在王叔和《脉经》中未查得，应出于后世脉书。
③ 机要：似指《脉诀机要》。旧题王叔和撰、通真子（宋医家刘元宾）注。原书已佚。以下引文又见于滑伯仁《诊家枢要》。
④ 循：通"揗"，抚摸。

如脉沉肉下，阴也，脏也，内应肝肾；又不轻不重，中而取之以察其中，如脉行于血肉之间，中和之应也，内应脾胃。若浮中沉俱不见，则委曲而求之。若隐若见，三部皆然，则为阴阳伏匿之脉。此为三部合诊。又有三部分诊之法。先以食指持之，于浮中沉始得上焦之应；次以中指持之，于浮中沉始得中焦之应；再以无名指持之，于浮中沉始得下焦之应。以前合诊法，于此分诊，合参其来去上下至止，则阴阳消长，指下豁然矣。《经》曰：上下来去至止六字，脉之神机也。上来至，三者为阳，下去止，三者为阴。上者自尺部上于寸口，阳生于阴也。下者自寸口下于尺部，阴生于阳也。来者自骨肉之分，出于皮毛之际，气之升也。去者自皮肤之际，还于骨肉之分，气之降也。应曰至，息曰止也。《经》谓平脉一呼再至，一吸再至，不大不小为平。盖呼者心与肺，因阳而出，吸者肝与肾，随阴而入。

五脏平脉歌：金浮涩与弱，木伏紧弦知；水沉并濡滑，芤洪实火基；土微迟而缓，即此是玄机。与此相反，太过不及，皆病。

诊脉宜得其大纲。左手为阳，主外；右手为阴，主内。关前为阳，主上；关后为阴，主下。浮取为阳，主表；沉取为阴，主里。数燥①为阳，迟慢为阴。有力为阳，无力为阴。长大为阳，短小为阴。知此乃脉之大端②也。故约而言之，浮沉迟数而已，博而考之，即三十脉犹未尽其精详也。《经》曰：知其要者，一言而终，不知其要，流散无穷。此之谓也。按脉于皮毛相得者，肺也；血脉相得者，心也；肌肉相得者，脾也；与筋

---

① 燥：当作"躁"。
② 大端：主要方面。

平者，肝也；按之至骨者，肾也。

秦越人云：男生于寅木，阳也；女生于申金，阴也。三阴从地长，三阳从天生，谬之甚也！丹溪起而辟①之，足惊千古之聋耳！惟男寸盛尺弱，女尺盛寸弱，此其常也。反此，男得女脉为不足，病在内；女得男脉为太过，病在四肢。右得之病在右，左得之病在左，随脉应之也。孕妇分男女：则男抱母，女背母；溺则男面覆，女面仰。男命系肾，衰自下始，故小腹先垂；女命系乳，衰自上始，故乳房先枯。

《经》曰：行气相得者生，三五不调者死。士材云：诊当以形气为定。如老人脉濡而缓；幼者脉数而急。肥壮者气实，气居乎表，常带浮洪；羸瘦者长大，气敛于中，常带沉数。性急五至为平，性慢四至亦为热。北人多实，南人多弱。酒后常数，饭后常洪，远行必疾，久饥必虚，室女常虚，婴儿常数。老者脉宜缓弱，若过旺者，病也。壮者脉宜充实，若过弱者，病也。或老者脉旺而非燥，此禀之厚，寿之征也；如燥极有表无里，谓之孤阳，死期近矣。壮者脉细而和缓，三部同等，此天禀清净，秀逸之士也；若细而劲疾，前后不等，非吉兆也。

春夏天气在上，人气亦在上，其时为男，其脉寸盛而尺弱。秋冬天气在下，人气亦在下，其时为女，其脉寸弱而尺盛。此为因时之平脉。《素问·热论》云：三日以前当汗，三日以后当下。春夏秋冬四时同。

人迎主外，气口主内。人迎在左关前一分，胆肝脉也。肝胆主风，故人迎紧盛，伤于风。气口在右关前一分，胃脾脉也。脾胃主食，故气口紧盛，伤于食。

诊脉来去以分表里，疾迟以分虚实。来者自骨肉之分，出

---

① 辟：反驳。

于皮肤之际，脉气之升也。《经》曰：来者为阳，主表。去者自皮肤之际，还于骨肉之间，脉气之降也。《经》曰：去者为阴，主里。疾者脉数，疾为有余也，为实。迟者脉徐，迟为不足也，为虚。出来疾，入去迟，为表实里虚，阳太过而阴不足也。出来迟，入去疾，为表虚里实，阳不足而阴有余也。寸迟尺疾，阳不足阴有余也；尺迟寸疾，阴不足阳有余也。知此表里虚实，脉之大关键，病之大纲领也。节庵云：持脉以浮沉迟数分表里阴阳，有力无力分虚实而已。寸部者，经脉之应也；尺部者，络脉之应也。寸部热满，尺部寒涩，此络脉不足，经气有余也，秋冬死，春夏生。寸部寒涩，尺部热满，此经脉不足，络气有余也，春夏死，秋冬生。滑伯仁曰：三部大小浮沉迟数同等，尺寸阴阳高下相符，男女左右强弱相应，四时之脉不相戾①，命曰平人。然病者何说？《经》曰：独小者病，独大者病，独疾者病，独迟者病，独热者病，独寒者病，独陷者病，此为七诊。独者，诊其独异于诸部，而知病之所在也。

脉有阴阳相乘。阴脉不足，阳往乘之，阳脉不足，阴脉乘之。如寸脉微，阳气不足也，阴气上乘阳中，则洒淅恶寒。尺脉弱，阴不足也，阳气下陷阴中，则发热。此二者内伤不足，阴阳相乘，其恶寒发热有休止也。若脉紧无汗，洒淅恶寒发热者，是伤寒也。脉缓有汗，洒淅恶寒发热者，是中风也。此二者外感风寒内伤营卫，其恶寒发热无休止也。阳脉浮而无力为脉濡，卫气衰也，卫衰则气虚，证则恶寒汗出。阴脉沉而无力为脉弱，营气微也，营微则血微，证则发热筋急。此二者营卫不足之脉证也。《金鉴》曰：营卫皆胃中谷气所生，其气之清者为营，营即血中之精粹。浊者为卫，卫即气中之慓悍也。故以

---

① 戾：违背，逆乱。

定位之体而言，则曰气血，以流行之用而言，则曰营卫。

诊脉之道，今医不问证即为诊脉，非法也。李谪仙云①：吾苦病而问医，为病也，非试医也，当先告明病因，而后诊脉。俾医一一明了而用药，始无所误。士材云：为医者必先望闻问，三者详悉一切，而后诊脉以合之。如脉不合，再于望闻问而审察详明，或再为诊脉，务得其中之理而便于用药。如是四诊皆尽其道，而不得其病情者，鲜矣！盖治病以性命为重，不可谓我知医知脉，遂以一诊为能也。况一脉主病多端，即浮主表、沉主里、迟主寒、数主热，此人所易知也。而究其中之千条万理，所主有奇有正，常变不一其道，所以古人以切为四诊之末，非无谓也。

六淫脉法：《经》曰：邪有残贼，脉弦、伤风。紧、伤寒。浮、伤阳。沉、伤阴。滑、伤暑。涩，伤湿。此六者，名曰贼邪，能为诸脉作病也。人病八邪，风寒暑湿伤于外，饥饱劳役伤于内。

脉浮缓为中风，阳浮而滑，阴濡而弱。喻嘉言曰：中风脉必有所兼，兼寒则浮紧，兼热则浮数，兼痰则浮滑，兼气则浮涩，涩，肺脉，肺主气。兼火则盛大，兼阳虚则脉微，兼阴虚则脉数或细如丝。虚滑为头痛，迟缓为营卫衰，虚浮迟缓正气不足，自可补救；急大数疾，邪不受制，必死无疑。若数大未至急疾，尚可救者。

脉浮紧为伤寒，三阳脉浮大，有紧有数，三阴脉浮小，亦有紧有数。而仲景于三阴统以沉细言之，盖沉必重按，脉任紧

---

① 李谪仙云：李谪仙即李白。但以下引文当出苏轼文《求医诊脉》，原文作："吾平生求医，盖于平时默验其工拙，至于有疾而求疗，必先尽告以所患，使医者了然知患之所在，然后求之诊。"

数，在沉细中见也，不似三阳脉浮大而紧数也。

暑脉浮濡，乃天之气，系清邪中少阴心经，其证多与伤寒相似，但伤寒脉必浮盛，伤暑脉必濡弱，为不同耳。盖寒伤形，表邪外盛，故脉大而有余。暑伤气，元气耗伤，故脉虚而不足。

湿脉濡滞，有风湿、寒湿、水湿、汗湿、食湿、痰湿之别。风湿脉浮疾而濡；寒湿脉浮紧而滞；水湿脉沉滞而滑；汗湿脉浮缓而虚；食湿脉迟实而弦；痰湿脉滑而濡，其发则皮面多黄，形体重而且倦，多见于足太阴脾，治宜兼太阳膀胱，如石水、皮水、风水、正水、黄汗、阳黄、阴黄之类，散见各条。

燥脉迟数，经曰：诸涩枯涸，干劲皴揭，皆属于燥。乃肺与大肠阳明燥金之气也。肝血不足，风热胜而金燥，心火灼肾，消烁肾脂，令肾枯燥。仲景：脉浮而数，名曰阳结；脉沉而迟，名曰阴结；脉结而代，皆燥脉也。

火脉洪长，朱丹溪曰：气有余，便是火。其脉洪大而长，多实热。若虚火外炎，脉浮细而数。虚火内灼，脉沉细而数。脉候于寸口，寸关尺，人所同也。间有反关脉不行与寸口，而脉行于手臂，由列缺络入臂后，手阳明大肠之经也。有一手反关者，有两手反关者，此得之有生之初，非病也。倘有病，医者转手诊之自见。

东垣云：有病之脉，当求其神。如六数七疾，热也，脉中有力即有神矣，宜泄其热。三迟六败，寒也，脉中有力，即有神矣，宜去其寒。若数疾迟败，脉中不复有力，即无神也，而剧泄之去之，神将何依耶？故《经》曰：脉者，气血之先，气血者，人之神也。

人不病而脉病者，外视体象安和，内见真脏病脉。其脉乍大乍小，或至或损，弦紧浮滑沉涩不一，残贼冲和之气。此枝叶未败，本实先拨，而非朝夕之故，当早察其脉气未损之先，而图治之可也。脉不病而人病者，外视形体憔悴精神昏愦，食不忻①美，而脉得四时之从，无过不及之偏。其根本未伤，稍加调理，胃气复，谷气充，自愈。

张会卿曰：脉有疑似，如浮为在表，沉为在里，数为多热，迟为多寒，强弦为实，微细为虚，据理诚然。其间亦有辨，彼浮虽属表，而阴虚血少中气亏损者，必浮而无力，是浮不可概言表。沉虽属里，而表邪初感之深者，寒束皮毛，脉不能达，亦必沉紧，是沉不可概言里。数虽为热，如虚损之症，阴阳俱因气血虚，盛血不营经而脉转数，此当补虚，是数不可概言热。迟虽属寒，凡伤寒初起，余热未清，脉多迟滑，有宜清热者。又凡热病初起，而脉尚迟缓，此热邪内伏而犹未形及经脉，此宜清散，是迟不可概言寒。弦强类实，而真阳胃气大亏及阴阳关格等证，脉必豁大而弦健，是强不可概言实。细伏类虚，而痛极气闭，营卫壅滞不通者，脉必伏匿，是伏不可概言虚。推之各脉中，诊者于疑似间宜真辨焉。

丹田有三，仙经②曰：脑后为髓海，上丹田；心为绛宫，中丹田；脐下三寸，为下丹田。下丹田藏精之府也；中丹田藏神之府也；上丹田藏气之府也。邵康节③曰：神统于心，气统于肾，形统于首，形气交而神主其中，三才之道也。背有三关，仙经曰：脑后曰玉枕关；夹脊曰辘轳关；水火之际曰尾闾关；皆精气升降往来之道路也。若得斗柄之机干运，则上下循还如天河之转流也。

治法有舍症从脉、舍脉从症。如脉见微弱，外显烦热，必

---

① 忻：通"欣"。

② 仙经：泛指道教经典。

③ 邵康节：即邵雍，字尧夫，谥号康节，北宋哲学家、易学家。

虚火也；脉见微弱而腹胀满，必胃虚也。虚火虚胀，其可攻乎？当从脉之虚，不当从症之实也。如无烦热而脉见洪数，非邪火也。如无胀满，而脉见弦强，非内实也。无热无胀，其堪泻乎？此当从症之虚，不当从脉之实也。盖实有假实，虚有假虚，此可类推。

病有从症不从脉者。如脉浮为表，宜汗之，常也，而亦有宜下者焉。仲景云：脉浮大，心下硬，有热属脏者，攻之，不令发汗是也。脉沉为里，宜下之，常也，而亦有宜汗者焉。少阴病始得之，反发热而脉沉者，麻黄附子细辛汤微汗之是也。脉促为阳，常用葛根连芩清之矣。若脉促厥冷为虚脱，非灸非温不可，此又不得谓促为阳盛之脉也。脉迟为寒，常用附子干姜温之矣。若阳明脉迟，不恶寒，身体濈濈汗出，则用大承气，此又不得谓迟为阴寒之脉也。然则切脉而不问证，其误可胜言哉！

病有从脉不从症者。如表症汗之，理也。仲景曰：病发热头痛，脉反沉，身体疼痛，当救其里，用四逆汤，此从脉之沉也。里症下之，理也。日晡发热者属阳明，脉浮大者宜发汗，用桂枝汤，此从脉之浮。结胸症，常以大小陷胸下之矣，脉浮大不可下，下之则死，是从脉浮而治表也。身疼痛，常宜麻黄桂枝解之矣，然尺中迟者不可汗，以营血不足故也，是浮而尺迟宜调其营矣。苟问症而忽脉，诚仲景之罪人也！

脉症有顺有逆。暴病，脉浮洪数实者为顺；久病，脉微缓软弱者顺，反此为逆。病若有余，脉浮洪紧数为顺；病若不足，脉和缓柔弱为顺，反此亦为逆。

六脉有表无里，名曰孤阳。如濡脉之类，此名脱阴。又曰尺寸皆阴，阴极无阳，阳去而阴不独留，阴故脱也。六脉有里无表，谓之下陷。如弱脉之类，此名脱阳。又曰：尺寸皆阳，阳极无阴，阴绝而阳不独留，阳故脱也。六脉表里暴绝，此阴阳俱脱也。阴阳俱脱者，危。《经》曰：脱阴者目盲，脱阳者见鬼。又曰：尺寸皆阳，谓之重阳；尺寸皆阴，谓之重阴。重阳者狂，重阴者癫。

当考伪诀。七表者，浮芤滑实弦紧洪；八里者，微沉缓涩迟伏虚弱。九道者，长短虚促结代牢动细。以七表主左，八里主右，九道者，合天九星，合地九州，合人九脏而配八卦。其说混淆不达于理，无足责也。惟《难经》一书，脉理精微，难于穷究，虽有微疵，宜辨正焉。篇中有论。

关前为阳，阳位九分，脉当浮。关后为阴，阴位一寸，脉当沉。苟太过不及，阴阳偏胜，以本位言也。若脉过于本位，则为覆溢，而见关格之症焉。关前脉上出鱼际为溢，此阴气太盛，遂溢于上而阳气不能荣夫阴，为外关内格。此阴脉乘阳，阳外闭而不得下，阴内出以格拒，而无入之理也。故其为病，外热而液汗不通，内寒而胸满吐食。关后脉下入尺为覆，此阳气太盛，遂覆于下。阴气不能营于阳，为内关外格，乃阳脉乘阴，阴内闭而不上，阳外入以格拒，而无出之由也。其为病，内热而大小便闭，外寒而手足厥冷。

脉与色有相生相胜之理。如面色青，其脉当弦而急；肝木。色赤，其脉浮大而散；心火。色黄，其脉中缓而大；脾土。色白，其脉浮涩而短；肺金。色黑，其脉沉涩而滑；肾水。此色脉相应无差池也。假令色青，肝色。其脉浮涩而短；肺脉，脉胜色矣。脉大而缓；脾脉，色胜脉矣。脉浮大而散；心脉，色生脉矣。脉沉而滑。肾脉，脉生色矣。余脏相生相胜，可以类推。

声色臭①味，与脉有相生相胜之理。声呼而色青、臭燥而味酸者，肝也。声笑而色赤、臭焦而味苦者，心也。声歌而色

---

① 臭：气味的总称。

黄、臭香而味甘者，脾也。声哭而色白、臭腥而味辛者，肺也。声呻而色黑、臭腐而味咸者，肾也。有是证，当有是脉，是谓脉证相符。假令脉弦而急、色白多哭，好辛喜腥，是肝脉而肺症，不相应而相胜，故曰病也。凡病可以类推。

色臭味声液，五脏有专主，各分见于五脏，而生养病患见焉。木为风，风主肝，其色青，肝为色之主，故入心赤、入脾黄、入肺白、入肾黑。肝之为病，多中风而色青，身热胁下满痛，其脉浮大而弦。

暑为热，热主心，其臭焦，心为臭之主。故入脾香臭，入肝臊臭，入肺腥臭，入肾腐臭。心之为病，伤暑而恶臭，身热而烦，心痛谵①妄，其脉浮大而散。

土为甘，甘属脾，其味甘，脾为味之主。故入肝为酸，入心为苦，入肺为辛，入肾为咸。脾之为病，由于饮食劳倦，身热体重嗜卧，四肢不收，脾主四肢。其脉浮大而缓。

金为燥，燥属肺，其声哭，肺为声之主。入肝为呼，入心为言，入脾为歌，入肾为呻。肺为病，身热，洒洒恶寒，甚则喘咳，其脉浮大而涩。

水为湿，湿属肾，其液唾，肾为液之主。入肝为泣，入心为汗，入脾为涎，入肺为涕。肾之为病，身热，小腹痛，足胫寒而逆，其脉沉涩而大。病有正经自病。忧愁思虑则伤心，形寒饮冷则伤肺，恚怒气逆、上而不下则伤肝，饮食劳倦则伤脾，久坐湿地、强力入水则伤肾。有五邪为病，曰中风、曰伤暑、曰饮食劳倦、曰伤寒、曰中湿。

至脉增多属阳，而阳胜于阴，其脉一呼三至曰离经；一呼四至曰夺精；一呼五至曰死；一呼六至曰命绝，阳亢极矣。损

---

① 谵：同"谵"。因病寐中妄语。

脉减少为阴，而阴胜于阳，其脉一呼一至曰离经；二呼一至曰夺精；三呼一至曰死；四呼一至曰命绝，阴亢极矣。故至脉从下而上，先病肾也。损脉从上而下，先病肺也。

损脉为病，一损损于皮毛，皮聚而毛落。肺病。二损损于血脉，血脉短少，不能营于脏腑。心病。三损损于肌肉，肌肉消瘦，饮食不为肌肤。脾病。四损损于筋，筋缓不能自收持。肝病。五损损于骨，骨痿不能起于床。肾病。损病从肺而下，至骨痿不能起于床者，死。至脉从肾而上，至皮聚而毛落者，死。

治法：损其肺者益其气，损其心者调其营卫，损其脾者调其饮食、适其寒湿，损其肝者缓其中。《经》曰：肝苦急，急食甘以缓之。损其肾者益其精。

肝脉弦而急，或脉浮大而弦。其外症①，善洁②，面青善怒。其内症，脐左有动气③，按之牢若痛，其病四肢满闭，淋溲便难，转筋，肝病也。

心脉浮大而散，或浮大而实。其外症，面赤口干，喜笑。其内症，脐上有动气，按之牢若痛，其病烦心，心痛掌中热而啘④，有声无物。心病也。

脾脉中缓而大，或浮大而缓。其外症，面黄、善噫、善思、善味。其内症，当脐上有动气，按之牢若痛，其病腹胀满，食不消，体重节痛，怠惰嗜卧，四肢不收，脾主四肢。脾病也。

肺脉浮涩而短，或浮大而涩。其外症，面白善嚏，悲愁不乐，欲哭。其内症，脐右有动气，按之牢若痛，其病为喘咳，洒淅恶热，肺病也。

---

① 症：《难经》卷二皆作"证"，下同。
② 洁：当作"絜"，通"瘈"，筋脉瘈疭病。
③ 动气：搏动。
④ 啘：同"哕"。干呕。

肾脉沉涩而滑，或沉涩而大。其外症，面黑，善恐欠。其内症，脐下有动气，按之牢若痛，其病逆气，小腹急痛，泄如后重，足胫寒而逆，肾病也。

九窍，诸家皆以上阳七窍，下阴二窍。洁古云：耳二、目二、鼻孔二、口一、舌一、喉一，其九窍也，后人遵之。目为肝窍，耳为肾窍，鼻为肺窍，舌为心窍，口为脾窍，喉为三焦窍。病者闭目不欲见人，肝病。脉当得肝脉强急而长，反得肺脉浮短而涩者，死也。《经》曰：目受血而能视。目闭则肝病，肝病得肝脉者生，肝病得肺脉者死，金克木也。

病若开目而渴，心下牢者，心肝病。脉当得紧实而数，肝心脉。而反得沉濡而微者，肾脉。死也。水克火也。

病若吐血，复鼽①衄血者，脱血则脉虚。脉当沉细，阴也。而反浮大而牢者，阳热。死也。火胜金衰，水枯而血病盛矣。

病若讝言妄语，症也。身当有热，病也。脉当洪大，脉症相符。而反手足厥冷，脉沉细而微者，脉症不符。死也。阳病阴脉。

病若大腹而泄者，大则气胀，泄则脾虚。脉当微细而涩，合病。反紧大而滑者，脉不应病。死也。

脉浮结则外有痼疾，脉结伏则内有积聚。若脉结伏，内无积聚；脉浮结，外无痼疾；或有积聚而脉不结伏，有痼疾而脉不浮结，此二者脉病两不相应，死病也。

脉有阴阳相乘相伏之道。脉居阴部尺也而反阳脉见者，为阳乘阴也。脉虽时，沉涩而短，尺本脉。此谓阳中伏阴也。脉居阳部寸也而反阴脉见者，为阴乘阳也。脉虽时浮滑而长，寸本脉。此谓阴中伏阳也。

---

① 鼽：鼻窒。

人身经络，气昫①之而不闭，血濡之而不枯；邪侵之则气留止而不行，气故先病而动焉。血行则依于气，气病血亦不得以自行，则壅滞而不濡，血故后病，乃从气而生。

肾脉枯绝，则骨痿髓枯，肉不着骨，齿发俱枯，防戊巳日死。土克水。

脾脉枯绝，则口唇肌肉不荣，肉满唇反，防甲乙日死。木克土。

肝脉枯绝，则筋缩引卵②舌卷，防庚辛日死。金克木。

肺脉枯绝，则皮毛焦落，津液枯干，声嘶，防丙丁日死。火克金。

心脉枯绝，则血脉不流通，而色泽乃去，面黑如黧，防壬癸日死。水克火。

洁古云：上焦如雾，不和而为喘满；中焦如沤，不利而为留饮；下焦如渎，不利而为肿胀。

七神所藏：肝藏魂，随神往来谓之魂。肺藏魄，并精而出入谓之魄。心藏神，两精相搏③谓之神。脾藏意与智，心有所忆谓之意，因虑而处物谓之智。肾藏精与志，生形之本谓之精，意有所存谓之志。

肝云二叶，分左有三叶，右有四叶，实七叶也。心有七孔三毛。肺六叶两耳，共八叶。肾即腰子二枚。脾即盐璐。俗名。七冲门：出入开合有时曰门。唇为飞门，齿为户门，会厌为吸门，即咽门，胃为贲门，太仓下口为幽门，太仓④，胃名，在脐上四寸，即

---

① 昫：同"煦"，温暖。

② 卵：即睾丸。

③ 搏：原作"溥"，据《灵枢·本神》改。疑为"搏"（抟）之误。

④ 仓：原作"苍"，据文义改。

中脘也。小肠下口、大肠上口，相会为兰①门，泌②清别浊。下极为魄门。即肛门，人死魄从此出。外又有溺窍，气化而出为气门，七节之上，中有小心，为命门。耳前为耳门，顶为囟门。

腑病属阳，阳病则热，故欲得寒。阳性好烦扰，故欲见人。阳好动，病故仿佛贲响，上下流行，居处无定。脏病属阴，阴病则寒，故欲得温。阴性好安静，故欲闭户独处，无③闻人声，不欲见人。阴好静，病故上而不移，其病不离其处。脏病难治，病深，传其所胜为转克也。腑病易治，病浅，传其所生也，与七传，传其所克故死。间脏传其所生，故生，法同。

脉象比类

浮、中、沉、伏，脉之上下也。浮者为上，中者为中，沉者为下，伏者又其下也。

长、短、芤，脉之盈虚也。长则过于本位，短则不及本位。中间有两头无，曰短。两头有中间空，曰芤，又曰芤如捻葱。

平、缓、迟、数、急、疾，脉之急慢也。一息四至、五至曰平。一息三至曰迟。较之平脉稍迟，比之迟脉稍速，曰缓，缓脉无病。一息六至曰数。一息七八至曰急。疾脉较数而迳直。

促、结、代、涩，脉动有止息也。脉动数，时一止即来，曰促。脉动缓，时一止即来，曰结。动而中止，不能即来，良久复动，曰代。往来迟滞，似止非止，三五不调，曰涩。

大、洪、强、实、长、弦、紧、牢、动、革、滑，脉之有余也。较之平脉稍大，曰大，大与洪相似，但不十分浮而有力。

---

① 兰：通"阑"。下同。
② 泌：原作"秘"，据文义改。
③ 无：当作"恶"。

又云大为虚脉，较散脉稍有力，似不得为有余。浮大有力曰洪，洪与实相似，但洪重按稍衰。洪大有力曰强。洪而且强，浮中沉三部皆然，曰实。长于本位曰长。长而端直如弓弦，曰弦。弦而急弹如切绳，曰紧。弦紧相似。古人弦取象于弓弦，紧取象于切绳，可知矣。浮洪有力，重按则空，曰革。非无根也，如皮革相似。沉实有力，举之不见曰牢。非无阳也，如牢固然。状如大豆，厥厥摇动，曰动。中指充盈，往来流利，曰滑。

小、短、濡、弱、虚、微、细、涩、散，脉之不足也。小于平脉曰小。短于本位曰短。浮小无力，重按不见，曰濡。沉小无力，举之乃空，曰弱。虚则软而无力，当分表里上下。细则仅存一线，犹有常位可审。微则似有似无，可虞①血脉将亡。涩则三五不调，惟见往来迟滞。散则飘飘欲飞，有似浮大。

浮、洪、虚、濡、革、散、芤，皆浮脉之类也。浮于肤上，举之有余，曰浮。洪则有力而大，虚则无力而软。濡兼微小，重按则无。革兼洪大，重手不见。散则似乎浮大，中寻似无根蒂。芤则体原虚弱，重按傍有中空。

沉、伏、弱、牢，皆沉脉之类也。沉于骨间，重按不见②，曰沉。重按不见，推筋寻之始得，曰伏。弱则无力而小，举之不见。牢则有力而实，轻手则无。

按古人以寸关尺候脉，其理盖本诸身心肺在上，肝肾在下，膈膜脾胃在中，此有形之上中下也。阳气在上，阴气在下，中为阴阳之关，此无形之上中下也。寸候上，尺候下，关候中，此候有形之脏腑、无形之阴阳也。然则身之上中下，自头囟以及四末，不即于寸关尺，而得其大概耶？

---

① 虞：谓忧虑。
② 重按不见：本句与下句"重按不见"相对，当作"重按才见"。

脉理宗经

七六

柳氏①曰：古人以动数候脉，是吃紧②语，须候五十动，乃知五脏缺。今人指到脘臂③，即云见了。夫五十动，岂一弹指间事耶？故学者诊脉问症、听声察色，斯备四诊而无失。

---

① 柳氏：未详。似指元代大儒东阳柳贇（一作"柳贯"），柳贇曾涉足于医术，但未闻有医著。
② 吃紧：切中要害。
③ 脘臂：同"腕臂"，此指寸口。

卷　三

李士材曰：脉类颇多，未可以二十八脉而尽之也，然此已得其大纲。考脉书二十七脉，李氏一十八脉，予增大小二脉，共成三十脉。于每脉下取经旨法言，分疏详悉。先明脉象脉体，次明脉病脉证，中分寸关尺，略分病之所主，不能尽其底蕴，得此大概，再求其妙理可也。后复取各名家脉象脉理与脉之疑似，能以他脉互相对证，理明辞达者；及病于脉有异同，脉之于理不能一致，而能较参发明者，悉注本脉之尾，务使阅者了然于心目。

浮　脉

宜汗，宜补，不宜下。春夏顺，秋冬逆。

浮与沉对也。浮于肤上，举之有余，按之不足，曰浮，阳也。其脉在时为秋，在人为肺。《素问》：轻虚以浮，来急去散，故曰浮。岐伯曰：寸口脉浮而盛者，病在外，又云秋冬脉浮大为逆。四时风热宜浮大，脉静难治。扁鹊曰：浮，阳也。心肺俱浮，浮而大散者心，浮而短涩者肺。浮紧有力为伤寒，外症发热，头痛无汗。浮缓无力为伤风，外症头痛发热有汗。俱见仲景伤寒。经曰：风则浮虚，浮而大者，中风。头重鼻塞，主风。脉浮弦而身浮肿者，曰风水。又曰：腹胀，脉浮大者顺。《经》曰：浮而散者，为眴仆。浮为虚，散为无神，故眴仆。又曰：诸浮不躁者，皆在阳，则为热。浮而不躁，为阳中之阴，其病在足阳经。主外。又曰：其有躁者在手[1]，躁则浮之甚，则火上

---

[1]　手：原作"乎"，据《素问·脉要精微论》改。

升，为阳中之阳，病在手阳经矣，主喘。风寒外束。浮疾为宿气，浮滑为风痰，浮缓为风，主皮肤不仁，浮短主肺伤咳嗽。《经》云：浮短肺伤，诸气微少，不过一年死。浮大而短，主阳明旺时。立春后，春分前。《内经》：寸口脉而坚者，病在中，内伤也。浮而盛者，病在外，外感也。

寸浮，风在上，主头目不利，伤风头痛鼻塞。左关浮，风在中，主胸满胁痛。右关浮，痰在膈，主痞。尺浮，风在下，主腰痛，下焦风热，小便不利，脚膝疼痛。

《脉经》云：浮为风，为虚，为气，为热，为呕，为厥，为痞，为胀，为内结，为满不食证。

李士材曰：须知浮而盛大为洪，浮而软大为虚，浮而柔细为濡，浮而无根为散，浮而弦芤为革，浮而中空为芤。毫厘疑似之间，相去千里，可不细心体认哉！

张会卿曰：浮而有力为阳有余，阳有余，则火必随之，朱①云：气有余便是火。或痰见于中，或痰壅于上，可类推也。若浮而无力，空豁者，为阴不足。阴不足，则水亏之候，或血不荣心，或精不化气，中虚可知也。若以此二者为表症，则害莫大焉。寸关尺俱浮，直上直下，或痫或癫，腰背强痛，不可俯仰，此督脉为病也。若浮而弦硬之极，甚至四部以上者，乃真阴虚极而阳亢无从，此《内经》所谓关格也。

沉 脉

宜温，不宜汗。旺于冬，苦心病，及春夏忌见。

沉者，浮之对也，沉于肉下，重手按之乃得，举之不见，如石沉于水，曰沉。阴也，主里，在时为冬，在人为肾。岐伯

---

① 朱：著名医家朱丹溪。以下引文出自其代表作《丹溪心法》。

曰：寸口脉沉而坚者，病在中。经曰：沉潜水滀。又曰：有脉俱沉细数者，少阴厥也。沉细为肾脉，尺脉不当见数，数则热，沉细而数，当为热厥。《难经》曰：肝肾俱沉，惟沉而牢长者，肝也。沉，按之濡，举指来实者，肾也。沉迟无力为虚寒，外症手足厥冷，自利踡卧，宜温补。沉数有力为实热，外症①躁渴，便闭，腹痛，宜下。沉实主内热，宜清凉。《金匮》云：两足脉沉知足风。经云：脉沉而弱②，寒热及疝瘕。又曰脉沉而横③，胁下有积。又曰：肝肾脉沉为石水。叔和云：沉而弦者，悬饮内痛，沉滑痰郁，沉细湿郁，沉涩血结，沉弱虚衰。左手平和，气口沉紧，食郁。沉细而坚者，癥瘕。沉迟痼冷，或泄。沉数火郁，或热泄。沉细者骨痛，在阴主骨。沉伏者霍乱，沉紧者急痛。叔和曰：沉阴在里，误汗则如蛰虫出而见雷，误下则如飞蛾入而见汤。《经》曰：寸口脉沉而紧，冬夏有寒，时痛有积聚。沉喘主寒热；沉短而数，主厥阴旺时；沉细悬绝，主冬，故知夜半死。

寸沉，主阳虚，心气郁，肺气寒，短气，胸胁痛有积，或痰饮，水血为病。关沉，中寒，膈胁痛，腹中积痛，或满闷，吞酸筋急。尺沉，下元虚冷，泄泻，淋浊，腰背膝痛，阴痒。

《经》曰：肠澼下沫，脉沉则生，脉浮则死。热伤气分而得浮阳之脉，故死。凡痢疾，宜脉静身凉。

李士材曰：须知沉而细软为弱，沉而弦劲为牢，沉而着骨为伏，刚柔浅深，宜熟玩也。

张会卿曰：沉虽为里，尤当以有力无力辨虚实。沉而实者，

---

① 症：原作"证"，据通例改。
② 弱：原作"溺"，据《素问·平人气象论》改。
③ 横：谓脉形充实而强。

多滞，多气，故曰下手脉沉，便知是气。气停积滞者，宜消宜攻也。沉而虚者，因阳不达，因气不舒。阳虚、阳陷者，宜补、宜温也。其有寒邪外感，阳为阴蔽，脉见沉紧而数，外有头痛身热症者，正属表邪，不得以沉为里也。

数　脉

宜寒凉，忌温热。

数与迟反也，呼吸定息，脉来六至，往来越度，曰数，为阳盛阴亏之候，主热。《素问》：数为阴不胜阳，故脉来太过。越人云：数者，腑也，腑阳为热。《经》曰：数则烦心，为热。《脉经》曰：寸口数即吐。黄帝曰：脉至如数，使人暴惊。扁鹊曰：数为适得病，前大后小，则头痛目眩；前小后大，则胸满短气。数而浮，主外感表热，手背热。数而沉，主里热，内热，手心热。数细无力，阴虚发热，血虚则盗汗骨蒸，日轻夜重，干咳，皮毛枯槁。数大无力，内伤元气，为虚热，宜甘辛发散。数大有力，为实热，外症口渴烦躁面赤，或便秘。阳数君火，阴数相火。寸数上消，关数中消，尺数下消。亦有消而脉不数者，脉燥喘数者，阳主夏，故以日中死。

左寸数，面赤舌燥。右寸数，干咳声嘶。左关数，口苦胁痛。右关数，嘈杂善饥，胃热口臭。左尺数，阴戕①溺赤，五淋。右尺数，火亢，大便闭，肠红②。

李士材曰：阳盛之证，脉来必数。须知数而弦粗，则为紧；数而流利，则为滑数；数而有止，则为促；数而过极，则为疾；数见关中如豆粒，则为动。又曰：脉愈数，则证愈热。肺金见

---

① 戕：伤坏。
② 肠红：便血。

数为贼脉，秋月见数为克令，凶征。

张会卿曰：寒邪外感，脉见紧数，此为热也，可行发散。若传经日久，数而有力，亦为热也。或汗，或下。若数而无力者，只宜温中，不可尽以为热也。数而弦滑者，阴虚之候也，虽有烦热诸证，亦宜慎用寒凉，恐伤脾胃。若虚损者，脉无不数，愈虚愈数，愈数愈危，苟以虚数为热数，未有不危者矣。即杂症疟疾，亦有数脉。惟疟邪进退耳，当辨别阴阳，不可尽以为热也。痢亦有数脉，率由寒湿内伤，脾肾俱亏，所以脉数。惟脉见洪实滑数，方可以热数论治。若兼弦滑细弱者，总皆虚数，非热数也，温补三焦，百不失一耳。痈疡有数脉，脉数恶寒，或发热不发热，饮食如常，得汗不解者，乃痈疡之候也。然疮疡有阴阳补泻，不得概以数为热治。痘疹有数脉，或邪毒未出，或血虚夹热，此当分阴阳虚实论治。癥结脉多弱，亦有数者，以胁腹有块，积滞不行故也。若积久成疳，阳明壅滞而成口臭、牙疳、发热等症，乃宜清胃泻火。如无火证，而脉见细数者，亦当以虚论治。胎孕脉数，以冲任气阻，非热数也。古云胎前宜寒凉，又云于术、西砂、黄芩，为安胎圣药，理固宜此。然论治则宜辨形体、脉证、虚实，不可概以数为热。

迟 脉

宜温散，忌寒凉。

迟与数反也，呼吸定息，脉仅三至，往来濡慢，曰迟，为阴盛阳亏之候，主寒。经云：迟为阳不胜阴，故脉来不及。扁鹊云：迟者脏也，迟则为寒。关前迟，气不足；关后迟，阴不足。迟而浮，为寒在表；迟而沉，寒在里。迟而沉细无力，主中寒厥冷倦卧，指中青，舌卷囊缩。迟而滑者，胀病，迟而涩者，癥结。

左寸迟，心虚神怯，结痛。右寸迟，冷痰气短，喘咳寒热。左关迟，面青胁痛筋挛。右关迟，中满吐泻。左尺迟，精冷小便余沥。右尺迟，火衰不育，泄泻，或腰足疝痛。

经云：卫气和，胃合，卫和。名曰缓。营气和，脾合，营和。名曰迟。迟缓相搏，名曰强。营卫俱和。寸脉缓而迟，缓则阳气长，其色鲜，其颜光，其声商，毛发长；卫和外见。迟则阴气盛，骨髓生，血满，肌肉紧薄鲜硬。营和外见。阴阳相抱，营卫俱行，刚柔相搏，名曰强也。读此，迟则营和阴盛，非病也。

黎氏①云：迟缓相似，迟脉小而实，为阴盛阳衰。缓脉大而慢，为卫盛营弱。士材谓：迟以至数不及为义，迟脉三至，迟滞不同；缓以脉形宽缓为名，缓脉四至，宽缓和平。

张会卿曰：浮而迟者，里气虚。沉而迟者，表气虚。迟在上则气不化精，气寒则不行；迟在下则精不化气，血寒则凝滞。若迟兼滑大者，多风痰顽痹之候。迟兼细小者，必真阳亏弱而然；或阴寒留宿于中，则为泄、为痛；或元气不营于表，则为栗、为挛。四句承脉迟、滑、大、细、小而言。大都脉来迟慢，总由元气不充，不可妄施攻击。

士材曰：阴性多迟滞，故阴寒证脉必迟。譬太阳隶于南陆②，则火度而行速；隶于北陆，则水度而行迟。即此迟速，可通脉数热、迟寒之故矣。迟而不流利为涩，迟而有歇止为结，迟而浮大且软为虚。凡阴寒之病，见阳热之脉则吉。阳热之病，见阴寒之脉则凶。浮、大、数、动、滑五者，比之诸脉为有余，阳脉也。沉、涩、弱、弦、微五者，比之诸脉为不足，阴脉也。

---

① 黎氏：当指黎民寿，字景仁，南宋盱江人。著有《简易方论》十一卷、《决脉精要》一卷、《广成先生玉函经解》三卷。

② 南陆：南方。

阴证见阳脉而主吉者，邪气自里之表，欲汗而解也。阳病见阴脉而主凶者，邪气自表之里，正虚而邪盛也。故正气实者多见阳脉，正气虚者多见阴脉。夫春夏为阳，秋冬为阴，阳主生物，阴主杀物。阴病得阳脉，犹冬尽春生，万物虽未即生，然日进于生机也。阳病得阴脉，犹暑去秋来，万物虽未即杀，然日趋于杀候也，盖天人无二理也。

虚　脉

宜温补，忌攻伐。

李濒湖云：《素问》以浮、沉、迟、数为正脉，刘立之①以浮、沉、迟、数为纲。愚谓当以浮、沉、迟、数、虚、实为纲，余脉为目，故继浮、沉、迟、数而次及虚、实，即此得诊脉之大旨矣。

虚与实可对鉴也。《经》云：邪气盛则实，精气夺则虚。叔和云：虚脉迟大而软，按之无力，隐指豁豁然②空。《说约③》曰：虚，中下皆空，浮大而软，举按无力，豁然不能自固，为营卫俱虚之候。《诀》曰：浮而无力为虚。崔紫虚④曰：形大力薄，其虚可知。主暑伤元气，主虚烦多汗，主恍惚多惊，主小儿惊风。《内经》：病在中，内伤，脉虚难治。肝肾脉并虚为死，阴虚阳搏谓之崩。《内经》：脉气寸虚尺虚为重虚，如此虚滑则生，虚涩则死。

---

① 刘立之：宋代医家刘开，字立之，号复真先生。人称"刘三点"。著《刘三点脉诀》，亦称《复真刘三点先生脉诀》，撰于1241年。

② 隐指豁豁然：应指开阔貌。

③ 说约：即《医宗说约》，清初一部较通俗之综合性医书。作者蒋示吉，字仲芳，古吴人（今江苏吴县），清代医家。

④ 崔紫虚：即崔嘉彦，字希范，号紫虚，南宋道士，著有《紫虚脉诀》。

左寸虚，惊悸怔忡，恍惚多忘。右寸虚，内伤元气，懒言，自汗。左关虚，目昏少寐，血不营筋。右关虚，不思食，虚痞。左尺虚，腰膝酸软，遗溺。右尺虚，腰膝痹痛，或厥冷。

杨仁斋①曰：状似柳絮散慢而迟。滑伯仁：散大而软，此皆散脉，非虚脉也。士材云：虚脉按之虽软，犹可见也，散脉按之绝无，不可见也。吾谓：散脉似有似无，浮虚而难见也。虚异于濡者，虚则迟大无力，濡则细小无力也。虚异于芤者，虚则愈按而愈软，芤则重按而仍见也。虚脉兼迟，迟为寒象。凡证之虚极者，必夹寒，里热亦虚热也，故虚脉行指下，宜益火之源，以消阴翳，可划然②决矣。更有浮取之而且大且软，重按之而豁然无者，此名内真寒而外假热。古人以附子理中汤冰冷与服，以治真寒假热之证。

张璐玉曰：人身以胃气为本，凡久虚不愈，诸药不效者，惟有益胃补肾两途。先培中土，使药气四达，则周身之机运流通，水谷之精气敷布，何患药之不效哉。

吴岘③曰：面色痿白，望而知其气虚矣；言语微弱，闻而知其气虚矣；四肢无力，久泄胀痛，不欲饮食，问而知其为虚矣；脉来虚弱，切而知其为虚矣。此皆宜补。然则望闻问切，前圣尚兼讲论治，况后学其可以切为能事乎？

实　脉④

宜汗，宜下，宜吐，不宜补。

---

① 杨仁斋：宋代医家杨士瀛，字登父，号仁斋。著有《伤寒类书活人总括》《仁斋直指医方》等书。
② 划然：界限分明貌。
③ 吴岘：未检得。待考。
④ 脉：原无，据目录补。

实与虚可对鉴也。《说约》云：表里俱实，弦大而长，举按有力，三候皆然，曰实。邪气益盛，坚劲有余之候。叔和云：实脉浮沉皆得，长大有力，微弦，应指愊愊然①。《经》曰：脉实以坚，谓之邪气甚盛。又曰：脉小实而坚者，病在中。又云：泄而脱血，脉实难治。士材云：实脉兼坚，寒积稽留；实脉兼滑，痰饮为祟。《诀》云：三焦气满，或伏阳在内，主热邪为病②，火迫。主痛，气实不和。主痢，湿热内攻。主气壅食积。结实不化。

左寸实，心热舌强，气涌舌疮咽痛。右寸实，烦热咳痰喘急，呕逆咽疼。左关实，胁痛善怒，目赤。右关实，中满，痰饮，膜胀食积。左尺实，便赤，小腹痛。右尺实，大便难，或利，或相火亢逆。

《内经》云：大热病，气热脉满，为重实。又经络皆实，阳分主经，阴分主络，寸急经实，尺缓络实，亦为重实。实兼滑则从，实兼涩则逆。《经》云：脉实以坚，实与弱反，坚与滑反。谓之益甚。邪盛。

李士材曰：实与紧相似而不同，紧脉弦急切绳，左右弹人手，而实脉且长且大，三候皆有力也。紧乃热为寒束，其象绷急而不宽舒。实因邪为火迫，其象坚满而不和柔，比类相推，则明且著矣。吾谓：实如富人，身家充足；虚如贫人，身家空乏。王叔和：血实脉实，水谷为病，气来强实，是为太过。又尺实，小便难，皆为实热，非虚寒也。乃张洁古云：实主虚寒，而以姜附主治，不可为训。

张会卿曰：实脉有真假，真实者易知，假实者易误。必问

---

① 愊愊然：胀满貌。此指指下胀满坚实貌。
② 病：原脱，据文义补。

其所因，而兼察其形，以辨真假。其间有三因，外因六淫之气，脉必洪、大、紧、数、滑、实；内因七情所伤，脉必细、微、濡、弱、短、涩、芤、虚；又饮食伤胃，劳倦伤脾，为不内外因，有实有虚。饮食伤形，为有余，则右关脉有力，为实。劳倦伤脾，为不足，则右关脉无力，为虚。三因及百病之脉，凡阴阳浮沉迟数滑涩有力，皆为实，无力，皆为虚也。以有力无力辨虚实，诚确论也。

大　脉

四五月，脉宜洪大。

大，较平脉稍大也，浮中沉皆然，为阳有余，阴不足之候。大虽阳有余而阴①不足，大而微为虚，惟大之极为洪，为实，则主热、主实。《经》云：大者多气少血。又云：寸口脉大坚以涩者，胀。脉大，寒热在中。《经》曰：尺炬然②热，人迎大，当夺血。曰脉大者，亦急而起。曰大坚疾者，癫病。曰大则病进，邪盛也。又曰：肺气盛，脉大，大则不能偃③卧。曰粗大者，阴不足阳有余，为热中。蒋士吉云：数有力，主外感风寒，邪气有余。豁大无力，主内伤，元气、正气不足。《经》云④：九候脉独大者病。形瘦脉大，胸中多气者，死。

左寸大，舌干消渴善惊。右寸大，咳嗽喘急。左关大，口苦善怒。右关大，痞胀不食。尺大，男子为逆，女子为顺。尺独大搏手，主有孕。

《经》云：肠澼下脓血，脉悬绝则死，滑大则生。盖赤白相

---

① 阴：原作"仍"，据上句改。

② 炬然：热貌。

③ 偃：仰卧。

④ 云：原无，据本书通例补。

兼，气血俱伤，滑为阴血未伤，大为阳气犹存，故生。

小 脉

大小相对。

小，较平脉稍小也，中外皆然，为正气不足之候。小之极为微，为细，主寒。《灵枢》云：小者血气皆小。又云：诸小者为阴，形气皆不足。《经》云：脉小实而坚者，主病在内。又曰：脉小者，尺肤亦减而小气。又曰：小弱而涩者，胃反。又曰：尺坚大，脉小，少气，俛有加①，立死。又曰：小弱而涩者，谓之久病。《灵枢》云：尺肤寒，其脉小者，泄而少气。脉小而数，主阴虚发热。小而迟，主虚寒痼冷。仲景云②：伤寒汗吐下后，脉小为病退。乳子病热，脉小为顺。

岐伯曰：乳子脉悬小，手足温则生，寒则死。

经云：九候脉独小者病，人身大而脉往来独小者死。

左寸小，神昏善忘惊悸。右寸小，懒言气怯。左关小，目昏易怒。

右关小，少食痞满。尺小，下元虚冷，腰膝软疼。

《内经》：癫疾脉搏大滑，久自已，阳症得阳脉也；脉小坚急，死，不治，阳症见阴脉也。

《内经》：消瘅胃热，消谷善饥，脉实大，病久可治，气血尚盛故也；脉悬小坚，病久不可治，血气虚而热甚也。

蒋士吉云：产后伤寒，脉小为吉，非阳病见阴脉也。

---

① 俛有加：《灵枢·论疾诊尺》作"悗有加"。"俛"当作"悗"，谓气闷。《脉经》卷四第一作"色白有加"。

② 云：原无，据本书通例补。

紧 脉

宜汗散，宜温散。

紧者，动急而不和缓也，按之搏指，长而左右弹，如切绳绞索之象，曰紧。《素问》：紧脉往来有力，左右弹手。又曰：脉紧者，转索无常也。《灵枢》：急者多寒，急，紧象也。仲景曰：如转索无常者，其日死，谓其紧急不软，无胃气也。转索一也，有死生之分，宜辨。丹溪云：如纫䉈线①。叔和云：紧脉，数如切绳，紧则为寒。程知郊曰：紧为寒邪方盛，真细中有转动急疾之意，故如转索。紧而滑者，吐逆。驶②而紧，积聚有击痛。滑氏谓：邪气搏击，伏于营卫之间，故紧。《内经》：脉盛而紧，曰胀。《内经》《脉经》：紧而急者，遁尸。如行尸。又曰：紧而数者，为鬼祟。扁鹊：紧牢者为实。仲景：浮紧为伤寒表证。沉紧主寒客腹中，为内寒。右关气口紧盛，左手和平，主伤食。

左寸紧，头热目痛，心满急痛。右寸紧，伤风鼻塞，咳嗽喘急。左关紧，风痛肋胀，指甲青，人迎浮紧，伤寒。右关紧，恶心腹满，气口沉紧，伤食。尺紧，疝瘕，腰脚脐下痛，二便不利。

李士材曰：古称热则筋纵，寒则筋急，此惟热郁于内，寒束于外，故紧急绞转之象，征见于脉耳。

张仲景云：弦者，状如弓弦，按之不移也。紧者，如转索无常。《金鉴》云：状类弓弦，细而端直，按之且紧，谓之弦。紧较弦则粗，按之且劲，谓之紧。张锡驹曰：弦紧之分，在细

---

① 如纫䉈线：像把芦苇捻成线状一样。或作"单线"。
② 驶：当作"駃"。同"快"。

粗间，移与不移耳。二脉相类，故并举以别之。

缓 脉

紧缓相对。

缓脉，舒缓而不紧也，往来徐徐，呼吸不及四至，较迟脉却速，曰缓，为营卫稍弱，宽舒和缓之象。五行为土，时为四季，人身为脾，主虚，主湿。《经》云：尺脉缓涩，谓之解㑊。缓而滑为热中。浮而缓表虚，主风。沉而缓，内虚，主冷。小儿中风，缓则生，急则死。士材云：缓大风虚，缓细湿痹，缓弱气虚，缓而涩为痹，上部见之为项强，下部见之为脚弱。亦云缓脉，肾病及二尺忌见。土克水。

左寸缓，怔忡健忘；缓涩，血虚。右寸缓，气短头重；浮缓，风邪。左关缓，风虚眩晕；弦缓，肝风。人迎浮缓，为中风。右关缓，善呕不思食；沉缓，脾湿。左尺缓，腰膝无力；缓涩，精衰。右尺缓，下元虚冷；缓涩，则解㑊；缓细，真阳衰极。

经云：阳脉浮大而濡，阴脉浮大而濡，阴脉与阳脉同等者，名曰缓也。

按缓有迟缓、和缓二意。迟缓为虚寒，和缓为得中，平脉。

书云：迟缓相类，迟脉一息三至，缓脉一息不及四至。

张氏云：如丝在经，不卷其轴，应指和缓，往来甚匀。

杨元操①云：如初春杨柳舞风之象。滑伯仁曰：如微风轻点柳梢。《经》云：脉弱以滑，是有胃气，谓和缓也，命曰易治，取之以时。

李士材曰：缓脉以宽舒和缓为义，阳寸阴尺，上下同等，

---

① 杨元操：即唐代医家杨玄操。避清康熙帝玄烨讳而改。

无有偏胜者，和平之象，无病也，故曰缓。而和匀，不浮，不沉，不大，不小，不疾，不徐，意欣欣然，悠悠扬扬而和缓者，胃气脉也。凡诸脉皆宜挟缓，谓有胃气。盖缓属脾，脾为土脏，土为万物母，位居中，为孤脏，以灌四傍，中气调和，则百病不生矣。苟失中和，则有太过不及，用药有权宜焉。脾脉来如水之流者，此为太过，病在外，则令人四肢沉重，宜食苦以燥之，苍术、砂仁等也。脾脉来如鸟之啄者，此为不及，病在中，则令人九窍壅塞不通，宜食咸以滋其润泽，以行灌溉，牡蛎、山药、参麦等也。《经》曰：脾色黄，宜食咸以润之；脾苦湿，急食苦以燥之，是也。

蒋士吉云：缓，脾脉也，缓而无神，方可言病，缓而有神，不可认为病。

叔和云：缓脉来去小駃①于迟，缓不主病。惟缓得弦细而长，为肝乘脾，木来克土，为贼邪，死，不治。缓兼浮涩而短，为肺乘脾，子来救母，为实邪，虽病易治。缓得沉濡而滑，为肾乘脾，水反凌土，为微邪，虽病即瘥。

滑 脉

滑涩相悬，异也。

滑，行动不涩也，往来流利，宛转替替然，如珠之盘，与数相似，曰滑。又曰：滑者，紧之浮名也。滑较数紧，浮中如有力也。李濒湖曰：漉漉如欲脱。《经》曰：脉滑者，尺肤亦滑。又曰：滑者，阳气盛，微有热。又曰：滑者，阴气有余，为多汗、身寒。所论各异，大抵浮滑主阳，沉滑主阴也。滑伯仁曰：滑为血实气壅之候，血不胜于气也，此论阴阳胜伏合讲。

① 駃：同"快"。

仲景云：翕奄沉为滑。沉为纯阴，为脏气；翕为正阳，为腑气。阴阳和合，故令脉滑。《准绳》云：翕，合也，奄忽也，合聚奄忽之间即已沉去，故为滑也。夫滑为阳，多主痰液，故在胃则主痰食；在肝胆则主风痰；在上焦则主吐逆；在下焦则主脓血。《脉法》曰：关上滑，而大小不均，必吐逆。岐伯曰：癫疾，脉搏大滑，久自已；脉小坚急，死，不治。又曰：滑数心中结热，滑疾胃中有寒。《内经》：脉盛滑坚者，病在外。滑浮而疾，谓之新病。脉滑曰风，缓而滑曰热中。尺涩脉滑，谓之多汗。女子二尺滑而和者，主有子；滑而断绝者，主经闭。尺脉偏滑疾，面赤如醉，外热者，主经闭为病。人身涩而脉往来滑者，死；来滑而盛者，病日进。二句难解。

左寸滑，心悸，痰滞心包。右寸滑，咳嗽痰喘，胸满。左关滑，寒热口苦胁痛。右关滑，胃热宿食呕吐。尺滑，畜血积痢，小便淋，相火妄动，肾浊，男子溺血，妇人经郁。《经》云：少阴脉滑为阴实，其人必股内汗出，阴下湿也。

张会卿曰：妇人脉滑数而经止，为有孕。平人脉滑而和缓，乃营卫充实之佳兆。若过于滑大，则病为邪热；弦滑病则为虚损，亦为阴虚，或病泻痢则伤脾，不得概言火。

李士材曰：脉者，血之府也，血盛则脉滑，故肾脉宜之。夫滑脉以其形数也，故为阳，以其形如水也，故又为阳中之阴。大抵兼浮者毗于阳，兼沉者毗于阴，是以或寒或热，古今无定论也。衡之以浮沉，辨之以尺寸，庶无误耳！

又浮滑风痰；沉滑痰食；滑数痰火；滑短气塞。滑而浮大，尿则阴痛；滑而浮散，中风瘫痪；滑而中和，娠孕可决。

涩　脉

涩，行动不滑也，细虚而迟，往来艰涩，三五不调，无复次第，曰涩。通真子①曰：如雨沾沙。李濒湖曰：如病蚕食叶。《脉诀》：如轻刀刮竹。皆喻其迟涩艰难也。《经》云：涩则少血，涩则心痛。又曰：涩者，阳气有余，为身热无汗。又曰：脉涩者，尺肤亦涩。滑氏云：气多血少之候。《经》曰：脉涩曰痹，无血故痹。主亡血伤精。涩而坚，内留恶血。《内经》：外感病脉涩坚者，难治，浮滑易已。脉涩表热，主中雾露，有孕主胎痛，无孕败血为病。

左寸涩，心神虚耗，惊悸怔忡，或隐痛。右寸涩，短气冷痞。左关涩，目昏胁痛。右关涩，心疼痞满。尺涩，遗精血痢，下元不足，男子伤精，女子崩漏。尺涩脉滑，谓之多汗。

李士材曰：涩而坚大，为有实热，涩而虚软，为虚火痰灼。又曰：肺脏气多血少，故右寸见之为合度②。肾司精血，故两尺见之为虚残。不问男女，凡尺中涩者，必艰于嗣，谓之血少精伤之意也。如怀子而得涩脉，则血不足以养胎，如无孕而得涩脉，将有阴衰髓竭之忧。大抵濡润则必滑，枯槁则必涩，凡物皆然。则涩主痰饮，涩主阴衰，理固然也。又云：极软似有似无，为微脉；浮而且细且软，为虚脉；沉而且细且软，为弱脉；三脉皆指下，疑似而不清爽，略有似乎涩，而确有分别也。

张会卿曰：凡脉见涩滞者，多由七情不遂，营卫耗伤，血无以充，气无以畅，总属阳虚。诸家言气多血少，岂脉涩不利，犹有气多者乎？

洪　脉

洪细犹大小也，而实不同。

---

① 通真子：宋代医家刘元宾，字子仪，著《通真子伤寒括要》《脉诀机要》。宋真宗赐号"通真子"。
② 合度：合于尺度、法度，合适。

洪较大更盛也，浮大有力，腾上满指，来至大而去且长，曰洪。有类乎实，惟重按稍衰为异，为气血燔灼之候。李曰：状如洪水。《金鉴》云：上来应指而盛，下去减力而衰，为洪。士材云：洪为盛满，气壅火亢，在时为夏，在人为心，故赤色。洪脉，主烦，主咽干，表里皆热，或赤肿，主二便涩，主伤寒阳明经病。《经》云：寸口上盛，则气高，尺中下盛，则气胀。

左寸洪，烦热舌干裂。右寸洪，干咳唾粘，胸满气逆，上消。左关洪，眼赤，善怒，燥热。右关洪，嘈杂易饥，胀满。左尺洪，水枯，小便赤涩。右尺洪，大便难，火旺遗精。

凡失血下利、久嗽久病之人，俱忌洪与数大。《脉经》云：形瘦脉大而多气者，死。安卧脉盛，谓之脱血。可见形证与脉不合者，不宜。

《素问》云：夏脉洪如钩，心火也。离阳也，万物之所盛长也。其气来盛去衰，反此者，病。来盛去亦盛，此谓太过，病在外。来不盛去反盛，此谓不足，病在中。太过则令人身热而肤痛，为浸淫。不足则令人烦心，上见咳唾，下为气泄。士材云：洪脉只是盛满，却非坚硬，若大而坚硬，则为实，非洪脉矣。古人以钩洪名异①实同，为夏心脉，颇有微旨。《五气篇》：心脉钩，以火喻也。火气痰盛，而梢则环枯，有如钩也。洪以水喻也，脉之来盛去衰，有如洪水漂流之意。叔和云：夏脉洪大而散，名曰平脉。反得沉濡而滑者，是肾水乘心火，为贼邪，死，不治。反得大而缓者，是脾土子扶心火母，为实邪，虽病自愈。反得弦细而长者，是肝木母来归心火子，为虚邪，虽病易愈。

---

① 异：原字漫漶不清，据文义补。按钩洪"名异实同"之说见于李中梓《诊家正眼》卷二。

细　脉

细，较小如丝也，往来指下极其小渺，仅有一线，如珠丝相似，为细，乃气冷血虚不足以充之候。经曰：细则气少。《金鉴》云：脉形细，减如丝，谓之细。叔和云：细脉小于微，常有细直如丝，若丝线之应指。王冰云：状如莠蓬。士材云：累累萦萦，状如丝线。皆状其柔细之态。《脉经》云：细为血少气衰，有此证则顺，无此证则逆，主伤湿，主痛在内，主元气不足，乏力无精，主内外俱冷。经曰：尺寒脉细，谓之后泄，主痿弱洞泄，主劳伤过度。经云：形盛脉细、气少不足以息者，危。

左寸细，惊悸怔忡不寐，心无血养。右寸细，气少颓倦。左关细，目暗筋痿。右关细，少食虚满。左尺细，精冷下虚，泄泻。右尺细，下元冷惫。

春夏之令，少壮之人忌见细脉，谓其脉不合时与形也。秋冬之际，老弱之人脉细犹可。

《素问》：诸细而沉者，皆在阴，则为骨痛。沉细为少阴脉，主骨，故痛。又曰：其有静者在足。静脉，沉之极也，则病在下部，足阴经矣。又曰：壮火食气，少火生气。火即气也，气有余便是火，火壮则能耗散元气，少火则能生长元气。人非少火，无以运行三焦、熟腐水谷，未窥其奥者，安能操司命之权哉？然虚劳之脉，细数不可并见，并见者，不治。细则气衰，数则血败，气血交穷，惟和缓调治，慎毋崰①事寒凉，或有回生之日也。故吐利失血，得沉细者生。忧劳过虑之人，脉亦多细，为自成其气血也。

---

① 崰：同"专"。

士材谓：今人察脉，每见脉细者，辄以微细并称，何其混耶！盖微脉模糊而难见，细脉显明而易见，大抵细微，俱为阳气衰弱之候。《内经》曰：气以煦之①。非行温补，何以复失散之元阳乎？尝见衰损之人，脉已细而身常热，医者不究其源而以凉剂投之，何异恶醉而强酒？遂使真阳散败，饮食不进，上呕下泄，是速之使去耳。

长 脉

长短，脉度不同也。

《内经》：软弱招招，如循长竿末梢，曰长。越人云：指下有余，如持长竿，过于本位，士材辨云：不过本位。为阳有余之候。在时为春，在人为肝。故长而和缓，得春和之象，健旺之征；长而硬满，见火亢之形，为疾病之应也。《脉经》：长主壮热及三焦烦郁，并阳毒内蕴。经曰：长则气治，气足神完也。又曰：脉长过寸，入鱼际者，此名溢脉非长脉。遗尿，又逆气喘逆。又寸口脉中手长者，足胫痛。

左寸长，心经实热，舌干咽痛。右寸长，上焦气壅。左关长，壮热胁痛。右关长，中满不食，郁结。左尺长，溺黄、奔豚、茎痛。右尺长，大便实，阳事频举。

李士材云：旧说过于本位，曰长。久久省度②，而知其必不然也。寸而上，过为溢脉；尺而下，过为覆脉。审是，则过于本位，理所必无。惟其状如长竿，则直上直下，首尾相应，非若他脉，上下参差，首尾不均者也。夫天地之气，至春而发

---

① 内经曰气以煦之：疑误引。《难经·二十二难》有"气主煦之"之语，似为所本。

② 省度：思考，估量。

舒，故长脉象春。经曰：长则气治是也，人之肝脉，得春和之气，寿考之征也。脾脉得中和之气，富贵之应也。李月池曰：心脉长者，神强气壮；肾脉长者，蒂固根深，皆长脉之平者。凡实、牢、弦、紧俱兼长象，故古人称长脉为有余也。

《内经》：寸口脉中手短者，为阳不足，病头痛。寸口脉中手长者，为阴太过，病足胫痛。

《内经》：心脉搏坚而长，当病舌卷不能言。舌为心苗，心火盛，故病此。肺脉搏坚而长，当病唾血。血随火上，故也。肝脉搏坚而长，色不青，当病坠若搏，因血在胁下，令人喘逆。谓瘀热积于肝胁，上熏于肺，故喘逆。胃脉搏坚而长，长色赤，当病折髀。胃脉下髀，脉病故折也。脾脉搏坚而长，其色黄，当病少气。脾不和，肺无所养，故少气。肾脉搏坚而长，其色黄而赤者，当病折腰。黄赤，心脾干肾，腰为肾府，故折。

短　脉

《内经》：厌厌聂聂，如落榆荚。《说约》云：指下不足，中有傍无，不及本位，曰短，为阴中伏阳之候，在时为秋，在人为肺。经曰：短则气病，气不足也。滑氏云：气不足以导其血，则脉短。经曰：寸口脉中手短者，曰头痛。《脉法》曰：短疾而滑，酒病，主三焦气滞及宿食不消。脉短而数，心烦，心痛。

左寸短，神不定，心气郁，头痛。右寸短，气怯内伤，肺虚头痛。左关短，胸痛引胁，面青白。右关短，恶心，四肢怠惰。尺短，二便不利，元精削弱。左尺，小腹疼痛。右尺，真火不隆。戴同父曰：脉以贯通为义，若关中见短，上不通寸，下不通尺，为阴阳绝脉，为不治。吾谓：短见于尺寸，若中不通于关，则阴阳隔①绝，阳独治于上，阴独治于下，而治更难矣。士材云：尺寸可短，依然落于阴绝阳绝矣。总之，非两头断绝，特两头俯而沉下，中间实而浮起，仍自贯通者，短脉也。

按：长脉属肝，宜于春，短脉属肺，宜于秋。诊脉长短，应其时合于部则可，苟非其时非其部，即为病脉也。须知短而和缓，即合秋敛之义，为无病之征。短而涩滞，即属气衰之形，为虚劳之应也。举凡涩结微弱，皆兼短象，故古人称短脉为不足也。

弦 脉

《素问》：软弱轻虚而滑，端直以长，故曰弦。又曰：脉浮而紧，名曰弦也。弦者，状若弓弦，按之不移也。盖弦长端直，如按丝弦，举之应手，按之不移者也，如持长竿，曰平。又弦而轻虚以滑者，平脉也，在时为春，在人为肝，故色青，脉弦。池氏曰②：弦而大为太过，弦而细为不足。经曰：脉弦在寸口者，宿食。又曰：支饮急弦。又云：肝肾并小弦，欲惊。弦主疟，主痛，主饮，主疝，主寒热往来，主伤风，主气结，主劳倦，主经络间为寒所阻。弦数为劳疟，为伤寒热邪传少阳，寒热口苦，胁痛耳聋。两关弦，为双弦，胁急痛，弦长为积。经曰：绵绵其去如弦绝者，死。

左寸弦，头痛，心惕，心痛。右寸弦，咳嗽恶心，胸及头疼。左关弦，胁痛寒热，痰疟癥瘕。右关弦，宿食痞满，胀痛。左尺弦，下焦停水。右尺弦，足挛，疝痛。

---

① 隔：原作"膈"，据文义改。
② 池氏曰：此句疑当是"沈氏曰"，语见清·沈金鳌《脉象统论》："弦紧数劲为太过，弦紧而细为不及。"

士材云：浮弦支饮，沉弦悬饮，弦数为热，弦迟为寒，弦大主虚，弦细拘急。阳弦头痛，阴弦腹痛，单弦饮癖，双弦寒锢①。

戴同父曰：弦而软，其病轻；弦而硬，其病重；两关俱弦，谓之双弦，若不能食，为木克土，不可治。

张会卿曰：弦从木化，气通乎肝，可阴可阳。故弦大兼滑者，便是阳邪；弦紧兼细者，便是阴邪。为胃气所及，则五脏皆安，肝邪所侵，则五脏俱病。盖木生于水，培养在土，若木气过弦，则水耗土伤，生气败矣。故脉见和缓者吉，弦强者凶，滋水培土则化凶为吉矣。

革 脉

张仲景曰：脉弦而大，弦则为减，大则为芤。减则为寒，芤则为虚，虚寒相搏，此名曰革。妇人则半产漏下，男子则亡血失精。《说约》云：革浮而有力，轻举洪大搏指，重按则空，如按鼓皮，为里虚表实之候，主表寒，亦属中寒。经曰：浑浑革至如涌泉，病进而色弊；绵绵其去如弦绝者，死。主实热，在外主伤寒一二日，表证，壮热无汗，皮肤尽疼。左寸革，头疼面赤，烦躁。右寸革，气壅咳嗽，声哑衄血。左关革，善怒呕血。右关革，嘈杂善饥。尺革，梦遗失精，二便涩滞，女子半产漏下。

李濒湖曰：弦芤相合为革，故均主失血之病。诸脉书皆以革为牢，或有革无牢，或有牢无革，混淆莫辨，不知革浮牢沉、革虚牢实，脉象与病证皆异也。孙真人亦以革为牢，得毋总是一脉，浮沉皆有，无所分别，吾则谓当以李氏"革浮属虚、牢

---

① 锢：通"痼"。

沉属实"为正也。

朱丹溪曰：如按鼓皮，有内外二象。皮鞔①成鼓，外则绷急，内则空虚，浮举而洪大，非绷急之象乎。沉，按而豁然，非空虚之象乎？惟寒有寒邪，故绷急之象见焉。惟中亏气血，故空虚之象见焉。如此者，当内补气血，外去寒邪。然治法先后，药品轻重，必斟酌于疑似毫厘之间斯可矣。按：阳精不足，人道大坏，名曰革。《准绳》云：革，改故从新之意。虚寒停留，经久不去，昔之充溢者，今且改为劳伤枯瘁矣。然亦有暴而变脉者，脉虽革而病未成，有不药而愈之道焉。故经曰：三部脉革，长病得之死，卒病得之生也。经言有似沉伏者，革脉所居之位也，实而长微弦者，革脉之形也。

牢 脉

叔和云：牢脉似沉似伏，实大而长，微弦。《说约》云：沉而有力，轻手不见，重手按之，实大搏指，曰牢，为表虚里实之候。经曰：寒则牢坚。越人云：牢而长者，肝也。牢者为实，宜寒凉攻利，主实热在内；主伤寒邪热传里，大便燥结；主骨间疼痛；主劳伤痿极。

左寸牢，烦渴舌裂，伏梁为病。右寸牢，气郁引饮，干咳。左关牢，两胁急痛，肝血凝泣。右关牢，不食，膜胀，痞癖。尺牢，小腹痛，二便闭，腰膝痛痹，奔豚为患。

士材云：伏脉重按，亦不可见，必推筋至骨，乃见其形。而牢脉实大弦长，才重按之，便满指有力矣。又曰：牢有二义，树木以根深为牢，深入于下者也；监狱以禁囚为牢，深藏于内者也。盖脉取牢象，皆沉潜在里之义。若夫失血亡精之人，则

---

① 鞔（mán 蛮）：用皮革蒙罩、绷住。

脉理宗经

一〇〇

内虚当得革脉，苟反得牢脉，是脉与证相反，未可言吉。

蒋士吉曰：牢革二脉，俱系实脉中流出。革为实之浮，牢为实之沉。阴阳亢害，大抵与胃脉相远，故先哲皆不取之。然而暴病而得是脉，病为之也。若久病而诊得之，胃气全无，鲜克免者。沈氏曰：似沉似伏，牢之位也，实大弦长，牢之体也。牢脉所主之证，以其在沉分也，悉属阴寒，以其形弦实也，故为坚积。伏梁者，心之积也，起于脐上，止于心下。奔豚者，肾之积也，下发于小腹，上至于心下。息①贲者，肺之积也，发于右胁之下。肥气②者，肝之积也，发于左胁之下。脾之积在胃脘，为痞块。此各有形、有方位也，脉症则宜相参。

芤 脉

芤，草名，如葱。

叔和云：芤脉，浮大而软，按之中空，两边实。刘三点③曰：芤脉何似？绝类慈葱，指下成窟，有边无中。滑伯仁曰：气有余，血不足，血不能充气，故脉虚而大，若芤之状，主失血。芤而数，主火盛而血妄行。芤而迟，主木土二脏虚寒，不能藏血，失血。

左寸芤，心虚易惊，痰现红星。右寸芤，咳血血丝。左关芤，胁痛吐血。右关芤，嘈杂呕血。尺芤，便血肠红，女子崩漏。

张会卿曰：芤为阳脉，凡浮豁弦洪之属，皆相类也，为孤阳脱阴之候，为失血脱血，为气无所归，为阳无所附，为阴虚

---

① 息：原作"愳"。据文义改。
② 肥气：古病名。谓胁下痞块状如覆杯的疾患。
③ 刘三点：见前"刘立之"条注。

发热，为头晕目眩，为惊悸怔忡，为喘息盗汗。芤虽阳脉，而阴实无根，总属大虚之候。

戴同父云：伪诀：芤脉两头有，中间无，与边有中空之象不合。夫营行脉中，脉以血为形。芤脉中空，脱血之形也，故芤有久病气耗而得之者，有暴病血脱而得之者。

疾 脉

李士材曰：六至以上，脉有称疾者，总是急速之形，数之甚者也。惟伤寒热极，方见此脉，非他病所常有也。若虚劳之人，亦或见之，则阴精下极，阳光上亢，如有日无月矣。阴阳易病，脉常至七八，是为离经。此二者，或在不治之例。至于孕妇将产，脉亦离经，又不在此例也。

左寸疾，弗戢自焚①。右寸疾，金被火乘。左关疾，肝阴已绝。右关疾，脾阴消竭。左尺疾，涸辙难濡②。右尺疾，赫曦过极③。《内经》云：来疾去徐，上实下虚，为厥。巅疾，邪气上实，为厥仆。及巅顶之病，来徐去疾，上虚下实，为中恶风。阳虚先受风，阳邪故也。

愚按：天邪风证及杂病风证，亦多见此脉，风行疾故也。

濡 脉

濡脉极软，浮细无力也，轻手相得，按之无有，如线浮水中，为气血俱衰之候。叔和云：帛浮水面。濒湖云：如水上浮

---

① 弗戢自焚：语本《左传·隐公四年》："夫兵犹火也，弗戢，将自焚也。"戢，停止，止息。
② 涸辙难濡：《庄子·外物》："周顾视车辙中有鲋鱼焉。"涸辙之鱼难濡，喻病情危急，治疗效果不佳。
③ 赫曦过极：此喻病情特别凶险。赫曦，火红的阳光。

鸥。张仲景云：瞥瞥如羹上肥者。状其浮大无力，阳气微也。主虚，主湿，主少气，主无血，主骨蒸盗汗，主痹积，主下冷，主阴寒。髓竭精伤，主妇人产后客风，面肿。凡病初起及少壮者，见濡难治。若病后、产后及老者，为顺，宜补。

左寸濡，心惊盗汗健忘。右寸濡，气乏体倦，臁虚自汗。左关濡，目昏易怒，血不荣筋。右关濡，脾湿不食，虚满。左尺濡，伤精脱血。右尺濡，泄泻火败，腰膝虚冷。

按：濡脉，叔和云：浮细，又有云浮大者，何也？浮大与虚脉相混，盖虚脉形大力薄，而濡脉浮细无力，而更软也。濡脉与弱脉相似，但弱脉在沉分，而濡脉在浮分也。濡脉与散脉相类，但散脉从浮大而渐至于沉绝，而濡脉从浮细而渐至于不见也。

弱 脉

弱脉极软，沉细无力，轻手不见，重手按之快快[1]不前，为血虚营气微也，主亡血，主虚汗，主痼冷，主神昏身重，主精气不足，主阳陷。元气虚耗，寸口脉沉而弱，曰隔寒。《内经》云：脉弱以滑，是有胃气，命曰易治。脉弱以涩，是为久病，则难已。又云：长夏胃散软弱，曰平；弱多胃少，曰脉病，老人得之顺，少者得之逆。

左寸弱，阳虚心悸，健忘。右寸弱，形寒气短。左关弱，筋弱无力。右关弱，痞满倦怠。尺弱，下焦冷，泄泻，便数。

仲景云：脉绵绵如泻漆之绝者，亡其血也。按浮以候阳，浮而无力为濡，气已亏矣。沉以候阴，沉而无力为弱，血已亏矣。夫弱脉主阴虚之病，弱犹堪重按，阴仍未绝也。弱并涩象，气血并虚。若弱而兼涩，不堪重按，则气血交败矣。

---

① 快快：迟滞。原作"快快"，据文义改。

微 脉

王叔和曰：微脉极细而软，按之欲绝非绝，若有若无。戴同父曰：细而稍长。不合。《说约》曰：微不显也，依稀轻眇[①]，似有似无，为血气俱虚之候。张仲景曰：脉萦萦如蛛丝者，阳气微也。经曰：微浮，秋吉，冬成病。李士材曰：数有十厘，微为一忽，十忽为一丝，十丝为一毫，十毫为一厘。一厘之少，分而为万，方始名微，则微之渺小难见，盖可知矣。微主少气，主自汗，主泄泻，主崩漏，脱精。微而数，主虚热。微而迟，主虚寒。浮而微者，阳不足，主身恶寒。沉而微者，阴不足，主脏寒下痢。微而弱者，主寒少气。

左寸微，忧惕善忘不寐。右寸微，短气不足以息。左关微，胁痛虚满，恶寒。右关微，恶心不食，虚痞。左尺微，精髓枯，胫膝无力，男伤精，女崩带。右尺微，阳衰命绝。

李濒湖曰：微主久虚之病。阳微则恶寒，阴微则发热，自非峻补，难以回春。方有执曰：恶寒者，阳不足以胜阴，而与阴俱化也。发热者，阴不足以胜阳，而从阳化之也。《金鉴》云：若脉紧无汗，洒淅恶寒发热者，伤寒也。脉缓有汗，洒淅恶寒发热者，中风也。寸脉微，洒淅恶寒者，阳不足，阴气上乘于阳中也。尺脉微弱发热者，阴不足，阳气下陷于阴中也。恶寒发热有休止者，是内伤不足，阴阳相承也。恶寒发热无休止者，是风寒中伤营卫也。

散 脉

叔和云：散脉大而散，有表无里。崔紫虚曰：涣散不休。

---

① 眇：原讹作"耺"，据文义改。

《说约》云：到手便无根蒂，三五不调，类乎涩。又兼浮大，中指手便空，来去不明，如叶散随风，不常其状，有阳无阴，为气血耗散，脏腑欲绝之候。柳氏云：无统纪，无约束，至数不齐，来去多少不一，涣散不收，如杨花散漫之象，主寒热无时，主虚阳不敛，主心气不足，主暴病而营卫亏损。

左寸散，神虚，惊悸自汗。右寸散，气散久喘，汗湿淋漓。左关散，筋痿不痵。右关散，脾阳耗失，饮食不化，瘦弱无力。尺散，精耗耳鸣，腰膝无力，昏冒脆软。

李士材曰：散脉自有渐无，散乱不整之象。初浮候之，俨然大而成其为脉也；及中候之，顿觉无力，则减其十之七八矣；至沉候之，杳然不得而见矣。渐重渐无，渐轻渐有，明此八字，散字之义，散脉之形，两得之矣。

戴同父曰：心脉浮大而散，肺脉短涩而散，皆平脉也。惟经云心脉软散，则怔忡。肺脉软散，则汗出，不宜发汗，恐亡阳。肝脉软散，为溢饮，血虚中湿，水液不消。脾脉软散，为胻①肿，若水状。脾脉下胻，脾虚不运，故肿。肾脉软散，当病少血，至令不复脉也。凡病见散为必死，脾肾二家若见之，为先后天根本已绝，则不可为矣。柳氏云：散脉气血俱虚，根本离绝故也。

按：药石以研细为散，以敛聚为丸。知研细为散之义，则散脉之理可思矣。知敛聚为丸之义，则用药治散之理，亦可思矣。气血虚而脉散者，宜用味厚之品以收之。误用发散药而脉散者，宜用酸甘之品以敛之。火炎于上而脉散者，宜用清和坚重之品以镇之。虚痰上逆而脉散者，宜用平补降逆而调之，由此推之，思过半矣。

---

① 胻：小腿。

伏 脉

王叔和曰：伏脉重按着骨，指下才动。《刊误》曰：脉行筋下。《说约》曰：伏脉浮中沉皆不见也，附于骨上，重手推筋，取之乃得，为阴阳沉伏、关膈关塞之候。主寒，寒极脉伏。主热，热极脉伏。主痛，筋气不通。主水，痰水固闭。主霍乱，异气乱常。主疝瘕，沉阴积伏。主饮食不消，主营卫气闭而厥逆积聚。脉道不通。经曰：按之至骨，脉气少者，腰脊痛而身有痹也。

左寸伏，血郁沉，忧失志。右寸伏，气滞痰积。左关伏，血冷，胁腰痛。右关伏，吐泄暴作，中脘积块。尺脉伏，肾寒火虚，疝瘕，痼冷。

李濒湖曰：伤寒以一手脉伏为单伏，两手脉伏为双伏，不得以阳症见阴脉为例也。火邪内郁，不得发越，乃阳极似阴也。故脉伏者，必有大汗而解。正如久旱将雨，必先六合阴晦①，一回雨后，庶物咸苏也。又有阴症伤寒，必先有伏阴在内，而外复感寒邪，阴气壮盛，阳气衰微，四肢厥冷，六脉沉伏，须投姜附以灸关元，阳乃复回，脉乃复出。若夫太豀、冲阳二穴无脉者，不可治。

刘元宾曰：伏脉不可发汗，为其非表证也，亦为其将自有汗也。而洁古欲以细辛附子麻黄汤发之，非伏脉所宜也。

张会卿曰：脉伏以其本有如无，而一时隐蔽不见耳。此有胸腹大痛而伏者；有气逆于经，脉道不通而伏者；有偶因气不相续，或痰闭而伏者。然此必暴病暴逆者乃有之，调其气而脉自复矣。若此之外，其有积困延绵，脉本细微而渐至隐伏者，乃残烬将灭之兆，安得尚有所伏？常见庸人诊此，无论久渐虚

---

① 六合阴晦：谓天昏地暗。六合，指天地间。

实，动称伏脉，而破气导痰等剂，然犹任意用之，此恐就道稽迟①，而复行催牒②耳。闻见略具者，谅不至此也。

蔡宗玉③曰：脉有阴阳乘伏。伏取之，两关之前，阳也。若见紧涩短小之类，是阳不足而阴乘之也。沉取之，两关之后，阴也。若见洪大数滑，是阴不足而阳乘之也。阴脉之中，阳脉间④一见，此阴中伏阳也。阳脉之中，阴脉间一见，此阳中伏阴也。阴乘阳者，必恶寒；阳乘阴者，必内热。阴中伏阳者，期于夏；阳中伏阴者，期于冬。推之而月节可期矣。

促 脉

促，阳之极也，一息脉来六七至，时一止复来，曰促，为阳独盛而阴不能相和之候，主热极，主暴怒，主气壅，主伤寒阳毒，主痰血发狂。《内经》云：寸口脉促，上击者，肩背痛。经云：脉疾来时止，曰促，有急急蹶蹶之象。

左寸促，狂言，风痰干心，肩背痛。右寸促，痰热咳嗽。左关促，吐血善怒，热极。右关促，脾热，口臭，引饮。尺促，肾水涸，二便涩滞。

蒋士吉曰：促，无胃气也。伤寒热极及暴怒，痰厥急惊，尚可为生，久病老病及杂症见之者，死。

经云：阳盛则促，阴盛则结。盖阴虚脉数，促于数脉中见其不及；阳虚脉缓，结于缓脉中见其不及。

李士材曰：促脉于急促之中，时见一止复来，为阳盛之象也。其因有五，或因气滞，或因血凝，或因胶痰，或因积饮，或因食

① 就道稽迟：出发延误。
② 催牒：催促的文书。
③ 蔡宗玉：乾隆年间名医，著有《医书汇参辑成》。
④ 间（jiàn 见）：间或，断断续续地。

壅，皆能阻遏其运行之机，故当往来急速之时，忽见一止耳。如止数渐减，则为病瘥，止数渐添，则为病剧矣。又曰：人身之气血，贯注于经络之间者，流利不息。苟脏气乖违，则稽迟凝注，阻其运行之机，因而遏止①者，其止为轻。若真元衰惫，则阳弛阴涸，失其揆度之常，因而遏止者，其止为重。然促脉之故，得于脏气乖违者，十之六七，得于真元衰惫者，十之二三也。

结　脉

结，阴之极也，一息脉来三四至，时一至复来，曰结。仲景《伤寒》：按之来缓，时一止复来者，曰结。又脉来动而中止，更来小数，中有还者，反动，曰结，阴也，为难治。按此宛如雀啄之状，不以名促，反以结名者，以见心家真脏之阴脉也，故难治。又曰：阳盛则促，阴盛则结。解见促脉。又云：累累如循长竿，曰阴结；蔼蔼②如车盖，曰阳结。《脉经》云：如麻子动摇，旋引复收，聚散不常曰结，为不治，主气郁，主血壅，主饮食痰饮留滞经络。浮结为阳，主外有痼疾。沉结为阴，主内有积聚。仲景《伤寒》：脉结代，主心动悸。

左寸结，心下痛，惊悸，痰饮。右寸结，气促，痰嗽，肺寒。左关结，胁肋郁抑，痞痛。右关结，食积，痰饮，留滞阻隔。尺结，小腹冷痛，硬满。左尺，痿躄。右尺，阴寒。

越人云：结甚则积甚，结微则积③微。结甚结微，以有力、无力分之耳。

蒋士吉曰：脉因热而数，因数而促，因寒为缓，因缓为结。

---

①　遏止：此谓脉有结代。
②　蔼蔼：盛多貌。
③　积：原作"气"，据文义改。

盖促结，寒热之变也。

滑氏曰：结有气、血、痰、饮、食五者，盖有一留滞其间，脉为之间断，非必死脉也。予近诊气血，素虚之人及有年者，脉来不数不缓，但数动一止①，或五六动一止，后亦无妨，盖其营卫不足以充前导，而气、血、饮、食、痰易于留滞也。若兼数兼缓，则病上更病，退则生，加则死，安可忽哉！按：滑氏云无妨者，吾恐是代，非结也。不然素虚年老者，未必无事也。

张会卿曰：结脉多由气血渐衰，精力不继，所以断而复续，久病者有之，虚劳者有之，误用攻击消伐者有之，留滞郁结者有之，素禀异常无病者亦有之。但缓而结者为阳虚，数而结者为阴虚，宜辨。按缓为结，阴也。数为促，阳也。会卿以数结为阴，于经不合。

代　脉

张仲景曰：代脉，动而中止，不能自还，因而复动，曰代，阴也。按：此不以名结，因得以代名者，以乍疏乍数，为脾家将绝之阴脉也，故难治。又代，更也，一脏无气，他脏为之代至也。经云：长夏脉但代无胃者，死。又曰：代则气衰。又云：代散者死。仲景《伤寒》：脉结代，主心动悸，主霍乱吐泻，主心腹急痛，主便脓血，主心中惊悸，主积痰停水，主中风卒仆，主瘀血饮食停滞以至元气不续。

左寸代，怔忡，言语蹇塞。右寸代，气塞痰壅。左关代，胸胁急痛。右关代，暴病吐泻。尺代，亡血失血，阴疝上冲。

李濒湖曰：促结之止，无常数，或二动三动，一止即来，

---

① 止：原作"至"，据文义改。

代脉之止，有常数，必依原数而止，还入尺中，良久方来也。

滑伯仁曰：无病赢瘦，脉代者，危也。有病而气血乍损，脉代者，病也。伤寒心悸，脉代者，虚也。妊娠脉代，其胎百日。

李士材曰：脉代而散，则在不治之例。夫代脉见而脾土衰，散脉见而肾水绝，二脉交见，虽有神圣，亦且望而却步矣。《灵枢》：代脉至止之数如前，不赘。士材云：黄县令心疼夺食，脉三动一止，良久不能自还，施医云五脏之气不至，当旦夕死。士材云：痛甚者，脉多代。少者，代脉则死；老者，代脉则生。今令老矣，负痛而代，不足虑也，后果愈。

动　脉

动无头尾，状如大豆，厥厥动摇，不离其处，为阴阳相搏之候。张仲景曰：阴阳相搏，名曰动。阳动则汗出，阴动则发热，形冷恶寒者，三焦伤也。阳动见于阳部，邪犹在表，卫不能外固，故汗出。阴动见于阴部，邪陷于里，此为内固，故转发热。若动而无力，则非动搏击。阳甚之动，乃扰乱阴虚之动，必致形冷而不发热，汗出而必恶寒，由三焦之阳气大伤，不能内温肉分，故形冷恶寒。《金鉴》云：动者，阴阳互相鼓击而不宁也，主痛，主惊，主崩脱，主泄利，主虚劳体痛。《素问》：妇人手少阴脉动甚，妊子也。不主心，有言主肾。

左寸①动，心惊汗出。右寸动，自汗，痰喘。左关动，寒热口苦，及拘挛。右关动，食积停滞，疼痛泄利。尺脉动，骨蒸虚脱，崩带溺赤，形冷恶寒。左动，忘②精。右动，火迫。

李士材云：阳动则汗出，以汗为心液。又肺主皮毛，司腠

---

① 寸：原缺，据下文补。
② 忘：通"亡"。

理，故汗出也。以左尺动，肾水不足；右尺动，相火虚炎，故发热也。李濒湖：数见关上为动。按经云：数脉见于关上，上下无头尾，如豆大，厥厥摇动者，名曰动。此云独见关上，则知阳动在关以上，阴动在关以下。程知倩曰：阳升阴降，交通上下，往来于尺寸之间，则冲和安静。惟阳欲升，而阴不足以和之使降，则两相搏击，其脉必数而厥厥摇动，见于关上也。

卷 四

七绝脉

一曰雀啄，连连搏指，忽然止绝，少顷复来，如雀啄食，肝绝也。士材云脾绝。一曰鱼翔，沉时忽一浮，似有似无，如鱼之翔，心绝也。士材云命绝。一曰屋漏，如屋残漏下，半时一滴，胃绝也。一曰解索，指下散乱，乍数乍疏，如索之解，脾绝也。士材云精血绝。一曰虾游，浮于指下，始则冉冉不动，少焉而去，久之忽然一跃，进退难寻，如虾之游，大肠绝也。士材云神魂绝。一曰釜沸，浮于指下，有出无入，无复止数，如釜汤沸，肺绝也。士材云阴阳气绝。一曰弹石，沉于筋间，劈劈急硬，如指弹石，肾绝也。凡此七绝一见，皆主胃气消亡，脏元已竭，死无时矣。

宜考《内经》所注绝脉，以会其全。

李士材两足脉说

冲阳穴，在足跗上即脚面上五寸，骨间动脉，为胃脉，上去陷谷三寸。盖土为万物之母，冲阳脉不衰，胃气犹存也。然其脉旺，又忌弦急。弦急者，肝脉也，若见此脉，为木克土，谓之贼邪，不治。

太豁穴，在足内踝后跟骨上即足跗后两傍圆骨，俗名螺蛳骨后也。陷中动脉，为肾脉。盖水者，天一之元，太豁不衰，肾气不绝也。

太冲穴，在足大指本节后二寸陷中动脉，为肝脉。盖肝者，东方生气也。生气之始，此脉不衰，则生生之机尚可望也。

凡属危笃，当候冲阳以验胃气；候太谿以候肾气；候太冲以验肝气；脉绝者，不治。

按：此只云足三候，而头面有三候，中有三候，宜考前《内经》并所注，以明上中下三部九候之法。

脉法金针

程钟龄①曰：脉有要诀，胃神根三字而已。人与天地相参，脉必因乎四时，而四时之中，均以胃气为本。如春弦夏洪秋毛冬石，而其中必兼有和缓悠扬之意，乃为胃气，谓之平人。若弦多胃少，曰肝病。洪多胃少，曰心病。毛多胃少，曰肺病。石多胃少，曰肾病。如但见弦洪毛石而胃气全无，则危矣。夫天有四时，而弦洪毛石四脉应之四时。而土旺四季，各十八日，而缓脉应之，共成五脉，五脏分主之。如肝应春，其脉弦。心应夏，其脉洪。肺应秋，其脉毛。肾应冬，其脉石。脾土应长夏，其脉缓也。然心肝脾肺肾，虽各主一脉，而和缓之象必寓乎其中，乃为平脉，否则即为病脉。若但见弦洪毛石，而胃气全无者，即为真脏脉见矣。

凡诊脉之要，有胃气曰生，胃气少曰病，胃气尽曰不治，乃一定之诊法，自古良工莫能易也。夫胃气即已闻矣，又当于中候求其神气。中候者，浮中沉之中也，如六数七极，热也，中候有力，即有神矣。二迟二败，寒也，中候有力，即有神矣。脉中有神，则清之而热即退，温之而寒即除。若寒热偏胜，中候不复有神，清温之剂将何所恃耶？虽然，神气不足，尤当察

① 程钟龄：清代医家程国彭，字钟龄，号恒阳子，普明子。所著《医学心悟》，通俗易懂，切于实用，流传较广。另著有《医门八法》《外科十法》等。

其根气。根气者，沉候应指是也。三部九候，以沉为根，而两尺又为根中之根也。两尺为神门，脉绝则死。

《脉诀》云：寸关虽无，尺犹未绝，如此之流，何忧殒灭。应试之，洵①非虚语。是以诊脉之法，必求其根以为之断，而脉之要领，实不出胃神根三者而已。如或三者稍有差池，则病脉斯见。其偏于阳，则浮、芤、滑、实、洪、数、长、大、紧、革、牢、动、疾、促，以应之；其偏于阴，则沉、迟、虚、细、微、涩、短、小、弦、濡、伏、弱、结、代、散，以应之。惟缓脉一息四至，号曰平脉，不得断为病脉。其他廿九字，皆为病脉，必细察其形象，而知其所主病。其曰：浮而不沉也，主病在表；沉而不浮也，主病在里。迟，一息三至也，为寒。数，一息五至也，为热。滑，往来流利也，为痰为饮。涩，往来涩滞也，为血少气凝。虚，不实也，为劳倦。实，不虚也，为邪实。洪，大而有力也，为积热。大，虚而无力也，为体弱。微，细而隐也，为血虚。小，细而显也，为气少。弦，端直之象也，为水饮，为潮热。长，过夫本位也，为气旺。短，不及本位也，为气少。紧，如引绳转索也，为寒，为痛。弱，微细之甚也，为气血两亏。濡，沉而细也，为真火不足。沉字有误。动，如豆粒动摇之象也，为血气不续。伏，脉不出也，为寒气凝结，又或因痛极而致。促，数时一止也，为热盛。结，缓时一止也，为寒盛。芤，边有中无也，为失血。代，动而中止，却有至数也，血气不续，又为跌打闷乱，或有孕数月。革，浮而坚急也，为精血少。牢，沉而坚硬也，为胃气不足。疾，数之盛也，为热极。散，涣而不聚也，为卫气散漫。细，小如丝也，为气冷血虚。惟缓者，和之至也，为无病。其所主病者，大略如此，

---

① 洵：诚然，确实。

或且数脉相参而并见，则合而断之。彼如脉有真假，有隐伏，有反关，有怪脉，均宜一一求之，不可淆混。

何谓真假？如热证脉涩细，寒证反鼓指之类。何谓隐伏？如中寒，腹痛，脉不出，又外感风寒，将有正汗，亦不出脉。书云：一手无脉曰单伏，两手无脉曰双伏。何谓反关？正取无脉，反在关骨手背之上，或左手反，或右手反，诊时不可造次。一妇左手反关，亦无脉，在大指合骨间。何谓怪脉？两手之脉，竟如出两人，或乍大乍小，迟数不等，此为祟脉。又有老少之脉不同，地土方宜不同，南北高下。时令寒热不同，人之长短肥瘦不同，诊法随时斟酌。然且脉症相应者，常也；脉症不相应者，变也。知其常而通其变，诊家之要，庶不相远矣。究其要领，不出胃、神、根三字。三字无亏，则为平人。若一字乖违，则病危矣。若三字全失，则危殆矣。三字兼全，乃指下祯祥之兆。此乃诊家之大法，偶笔于脉理之尾，略见一斑。

妇女脉法

《内经》：阴搏阳别，谓之有子。尺中阴脉搏大，与寸阳脉迥别，乃有子也。阴虚阳搏，谓之崩。阴血虚衰于下，则阳火上亢，血为火迫，不安其位，乃成崩漏之疾。手少阴脉动甚者，妊子也。手少阴，心脉也。动甚，形如豆粒急数有力也。心主血，动甚则血旺，乃能成胎而有子也。亦云："手"字，"足"字之误。滑伯仁曰：三部脉浮沉正等，无他病而不月者，为有妊也。得太阴脉为男，得太阳脉为女。太阴脉沉，太阳脉浮。左疾为男，右疾为女，左右俱疾为生二子。尺脉左大为男，右大为女，左右俱大，产二子。

有云左手沉实为男，右手浮大为女，左右手俱沉实，猥①

---

① 猥（wěi 委）：多。

生二男，左右手俱浮大，猥生二女。

又左右尺俱浮，为产二男，不尔，女作男生。男女同胎，女胎死，男胎生。左右尺俱沉，为产二女，不尔，则男作女生。此说似与上论不合。吾谓妊娠脉，当以沉实为正，男女当于左右尺分之。

按：经云：妇人阴阳俱盛，曰双躯。两尺旺，则双生。若少阴微紧者，血积凝浊，经养不周，胎则偏夭，其一独死，其一独生，不去其死，害母失胎。调法有法，必求去其死而存其生也。经云：何以知怀子之且生也？岐伯曰：身有病，虽有痛，面带喜色。病或恶阻、腹痛拘急之类。而无邪脉也。无病脉也。妇人欲生，其脉离经，离经，常之脉也，昨小今大，昨涩今滑，昨沉今浮之类，与常不同。夜半觉日中生也。子午相冲，则生也。

又云：妇人经断，其脉弦者，后必下血，不成胎也。肝病，不藏血，经虽断似有娠①，其脉弦，则血必下而不成胎也。

妇人尺脉微迟，为居经，亦似有妊，以脉见虚寒，为停经不月。月事三月一下。血不足，故也。

妇人尺脉微弱而涩，气衰血少。小腹冷，阴寒。恶寒，阳虚。年少得之为无子，年大得之为绝产。

新产伤阴，出血不止，尺脉不能上关者，死。血脱于下，而不能与气相和合。

古今脉法总论

望法亦在其中。

夫脉，前篇三十字，各脉书所常言，而究不尽此也。如《内经》所言鼓脉，且浮且大也。搏脉，且大且长也。坚脉，实之别名也。横脉，洪之别名也。急脉，紧之别名也。喘脉，且

---

① 娠：原字残缺，据文义补。

浮且数也。躁脉，且浮且疾也。疏脉，且迟且软也。格脉，人迎倍大也。关脉，气口倍大也。此二脉，后世未深维《内经》之旨，而士材以为脉误矣。不知脉由人迎、气口倍大，而成关格病也。溢脉，自寸口上越鱼际，气有余也。《济阴纲目①》云：肝脉溢于鱼际，妇人思男子而不得。覆脉，自尺部下达臂间，血有余也。钩脉，洪也。石脉，沉也。毛脉，浮且涩也。盛脉，且大且实也。粗脉，且洪且大也。瘦脉，且沉且涩也。已上共计十八脉。内关格不为脉。

如仲景所云，纵脉，水乘火，金乘木也；横脉，火乘水，木乘金也；逆脉，木乘金，火乘土。又云：火乘木，水乘金也；顺脉，金乘水，木乘火也。反脉，来微去大，病在里也；覆脉，头小本大，病在表也。高脉，卫气盛，阳脉强也；章脉，营气盛，阴脉强也；纲脉，高章相搏，营卫俱盛也；惵脉，卫气弱，阳脉衰也；卑脉，营气弱，阴气衰也；损脉，惵卑相搏，阴阳俱虚也。减脉，减则虚也。强脉，迟缓相得，阴阳相抱，营卫俱行也。已上共十四脉，合前十六，共计三十脉，并前篇三十，共成六十脉。其言异义同，形殊法一，聊笔于此，以备参考。

然尤有时令阴阳，色泽音肤，宜辨焉。如春之暖，为夏之暑；秋之忿，为冬之怒；四变之动，脉与之上下。圣人持脉，故先明先后阴阳。彼阳动阴静，阳刚阴柔，阳升阴降，阳开阴阖，阳前阴后，阳左阴右，阳上阴下。数脉为阳，迟脉为阴，浮脉为表、为阳，沉脉为里、为阴。脉至为阳，脉去为阴。进者为阳，退者为阴，其恒经也。或阴盛之极，反得阳象，为格阳；或阳亢之极，反得阴征，为格阴。或阳穷而阴乘之，或阴穷而阳乘之，随证变迁，与时更易，此阴阳之变也。然既明阴

① 济阴纲目：中医妇产科著作，明代武之望撰。

卷四

一一七

阳，尤宜察脉动静，以视精明，察形色臧否，以观脏腑。岐伯曰：形气相得，谓之可治，色泽以浮，谓之易已，脉从四时，谓之可治，脉弱以滑，是有胃气。

《灵枢》曰：色脉与尺肤，如鼓桴相应。青者脉弦，赤者脉洪，黄者脉代，白者脉毛，黑者脉石，有其色而不得其脉，反得相胜之脉，则死矣，得相生之脉，则病已矣。又曰精明五色者，气之华也。赤欲如白裹朱，不欲如赭。白欲如鹅毛，不欲如盐。青欲如苍璧，不欲如蓝。黄欲如罗裹雄黄，不欲如黄土。黑欲如重漆色，不欲如地苍。

夫既察形色，更宜审脉之大小缓急，肉之坚脆，以定病形。如目窠微肿，颈脉动，时咳，按手足窅①深目也。而不起，风水，肤胀也。尺肤滑而淖泽②者，风也。尺肉弱者，解㑊安卧，脱肉而寒热者，不治。尺肤涩者，风痹也，尺肤粗③如枯鱼之鳞者，伤饮也。尺肤热甚，脉盛躁者，病湿也，脉盛而滑者，病且出也。尺肤寒，脉小者，泄而少气也。尺肤炬然，寒热也。肘所独热者，腰以上热；手所独热者，腰以下热。掌中寒者，腹寒；掌中热者，腹热。鱼上有青脉者，胃中寒。尺肤炬然热，人迎大，当夺血。尺坚大，脉小，少气，俛有加立，死。又曰：脉急者，尺肤亦急；脉缓者，尺肤亦缓；脉小者，尺肤亦减；而少气、脉大者，尺肤亦急而起；脉滑者，尺肤亦滑；脉涩者，尺肤亦涩，此尺肤已详，而脉要宜讲。经曰：长则气治，短则气病，数则烦心，大则病进，上盛则气高，下盛则气胀，大则气衰，细则气少，涩则心痛。浑浑④革至如涌泉，病进而色弊，

---

① 窅（yǎo 舀）：凹陷。作者原注有误。

② 淖泽：湿润。

③ 粗：原作"粗"，据《灵枢·论疾诊尺》改。

④ 浑浑：原作"洋洋"，据《素问·脉要精微论》改。

绵绵其去如弦绝者，死。

《平人脉象论》曰：脉短①者，头痛；脉长者，足胫痛；脉促上击者，肩背痛。脉沉而坚者，病在中；脉浮而盛者，病在外。脉沉而弱，寒热及疝瘕，小腹痛；脉沉而横，胁下有积，腹中有横积痛；脉沉而喘，曰寒热。脉盛滑而坚者，病在外；脉小实而坚者，病在中。小弱以涩，谓之久病；浮涩而疾，谓之新病。脉急，疝瘕，小腹痛。脉滑曰风，脉涩曰痹。缓而滑曰热中，盛而紧曰胀。臂色青，脉曰脱血。尺脉缓涩，谓之解㑊，安卧。脉盛谓之脱血。尺涩脉滑，谓之多汗；尺寒脉细，谓之后泄；尺脉粗，常热者，谓之热中。

以上阴阳形色脉症，所述不过大略耳。若欲达变探微，非精研《灵》《素》，博综百家，不得也。

内照图说

沈微垣②云：前贤于经络部分，重见叠出，而于内景则略之。华佗虽有内照图，然间有难辨而未悉者，沈氏虽考核详明，而犹有未尽者，兹并补之。

人身前自气管为喉，以下联络皆脏也；惟胆腑无出无入，附藏于肝，故并及之。后自食管为咽以下，联络皆腑也。六腑惟胆腑不与焉。口为吻，唇为飞门，脾胃主之，言其运动开张，如物之飞也。

口内舌居中，为心之苗，舌根本于脾肾二经，其筋亦通于胆，故口苦。

舌下为廉泉，通肾，有二隐窍，动而津液涌出。又舌舐上腭为华池，而津亦出焉。如肾水枯涸，津液不能上潮，则口干

---

① 脉短：原作"短脉"，据《素问·平人气象论》乙正。
② 沈微垣：清代医家沈镜，字微垣。著有《删注脉诀规正》。

燥矣。

上下齿牙为户门。齿根肉属手足阳明二经，而其本属于肾，肾主骨，齿乃骨之余也。

喉间小舌垂下者，名曰悬雍，悬雍乃发声之机也。

再下为会厌，居吸门之上，其大如钱，以闭喉管，防饮食误入于喉则咳，为声音之关。其薄而易起者，音快而便；其厚而迟起者，音慢而重。

项前硬管谓之喉咙。经曰：喉以候气，即肺管也。管有十二节，长七寸，下连于肺。

经曰：肺为相傅之官，治节出焉。肺形如华盖，六叶两耳，上有二十四孔，主藏魄，主诸经之气。心系肺下，形如未开莲花，居上焦之中。

经曰：心为君主之官，神明出焉，主藏神，主诸经之血。上有七孔三毛，周傍有脂膜裹①之，是为心包络。近下另有膈膜一层，周围张大，粘连胸脊之前后，以遮膈下之浊气，不使上熏心肺也。其膈膜之上谓之膻②中，即心包络。

经曰：膻中者，臣使之官，喜乐出焉。膻中为心主，为气之海，乃清气所居之地。经曰：上焦如雾是也，主持呼吸而条贯百脉者也。心发四系，一系上连于肺，一系从左透膈膜而下通于肝。肝为春木，甲坼③之象。

经曰：肝为将军之官，谋虑出焉，主藏魂，主生发，主施泄。肝有七叶，胆附肝之短叶。

经曰：胆者，中正之官，决断出焉。胆为清净之腑，有上

---

① 裹：同"裹"。
② 膻：原作"胆"，据文义改，下同。
③ 甲坼：谓草木发芽时种子外皮裂开。

口无下口，无出无入，又谓之青肠。一系从右膈膜而下通于脾，脾如马蹄，掩于太仓之上。太仓，胃也。

经曰：脾为谏议之官，知周出焉，主藏意与智，主摩①水谷，居中州，运化精微，灌溉四傍。一系透膈膜循脊而下，通于肾。

肾有二枚，形如豇豆，色紫黑，俱水也，在背脊第十四节两傍，膂筋间。经曰：肾为作强之官，伎巧出焉，藏精与志。左一枚，阴水居焉；右一枚，相火属焉；其中为命门。又曰：两肾一般无两样，中间一点是真阳。经曰：七节之旁，中有小心是也，乃人身立命之根本。此言五脏，统而相连，而胆寓焉。

其喉管在前，其咽门在后，咽以咽物也。咽下为胃管，长一尺三寸，下连贲门，即胃之上口，下以透膈，乃太仓胃也，又名黄肠，与脾相为表里。脾为运化之源，胃为藏纳之腑，又为五脏六腑之海。

经曰：胃者，仓廪之官，五味出焉，主腐熟五谷，合变化乃为中焦。经曰"中焦如沤②"是也。胃之下口为幽门，谓幽微隐秘之处，水谷由此传入小肠。小肠亦名赤肠，承受化物。

经曰：小肠者，受盛之官，化物出焉，其下口为阑门，谓阑住水谷，泌清别浊。其浊者，从后传入大肠而为粪。

经曰：大肠者，传导之官，变化出焉。大肠积叠十六曲，名回肠，又名白肠，传导渣滓，从直肠而出肛门。

直肠在肛门之上，长七寸。肛门曰魄门，人死魄从此出。其泌之清者，从阑门前以化气，渗入膀胱。膀胱与小肠脂膜相连，无上口而有下口，小肠泌之清者从而渗入之。其中空虚，

① 摩：通"磨"。
② 沤：原作"枢"，据《灵枢·营卫生会》改。

善受湿气，中藏津液。经曰：膀胱者，州都之官，津液藏焉，气化则能出矣。其清者，津转藏于大肠而敷布五脏六腑，液转输于小肠而滋润筋骨、五官百骸。其溺之浊者，出为小水。膀胱下口，谓之黑肠，有管直透前阴而溺出焉。大小肠咸禀决渎之气。经曰：下焦如渎是也。经曰：三焦者，决渎之官，水道出焉。则知三焦为水道化源，化气从膀胱而出。今人利小水，只利膀胱，而不清三焦，误矣！又小肠下口为泌清别浊之原①，后人以大肠为粪道，而以小肠混肠，膀胱以下黑肠为小肠，亦误矣！盖小肠在大肠膀胱之上，小肠受盛水谷，其下口为阑门，泌清别浊，其浊者出大肠为粪，其清者化气渗入膀胱，由黑肠而下，出于前阴。

时医均谓膀胱以下为小肠，谬矣！又溺窍与精窍不同。溺窍前已明言，而精窍由肝主筋，而下络阴器，与肾筋相通。肝主施泄，肾主精液。凡交媾心动，则相火随之，肾之精液，必假肝之施泄。故通身之筋与精，必从肝之筋而入于肾筋，乃能出前阴，精窍从脏而出，溺窍②从腑而出也。

《素问》云：凡治病，察其形气色泽，视人勇怯骨肉皮肤，能知其情，以为诊法。若患人脉病不相应，既不得见其形，医只据脉备药，其能得乎？今富贵之家，妇人居帷幔之内，彼以帛幪其手臂，既无望色之形，听声之圣，又不能尽切脉之巧，未免详问，病家厌烦，以为术疏，往往得药不服，是四诊之术，不得其一矣，可谓难也，噫嘻！

---

① 原：同"源"。
② 窍：原无，据前句例补。

校注后记

一、《脉理宗经》作者及成书

《脉理宗经》作者张福田，字郁彬，清代江西省武宁县人，生卒年不详。从作者自序可知，其大约行医于清咸丰、同治年间，至少父子两代行医。其子张静山，字寿仁，医名卓著。本书书稿完成于清同治七年，即1868年，于光绪六年（1880）方得刊行。除本书外，张福田还著有《伤寒》四卷、《杂证》二十四卷、《方书》四卷，可惜均未能刊行。

作者自述，研读脉理三年，对于脉诊仍无所获。进而思索，《内经》为医人论脉之正宗，为其集注，可以求真，以此作为撰著本书的要旨，故命名书为《脉理宗经》。

二、版本情况

本书版本情况简单，据《中国中医古籍总目》收录，该书只有清光绪六年（1880）武宁张绛雪堂刻本，现藏于中国中医科学院图书馆，已是孤本。本次校注即是选用该版本为底本。

三、主要内容

《脉理宗经》是一部以注解经典的方式集论脉学精要的专书。在临证四诊中，古人皆以脉诊为尊。然而"脉理深奥，妙不可传"。古代的脉学专著并不多见，而对后世影响最为深远的《脉经》，由于年代久远，存在传抄之误及佚失不整等问题。本书作者积数十年所学和经验撰成此书。

全书共四卷。首卷先列《黄帝内经》脉要和诊候，节选了《内经》中有关四时脉象、寸口脉象、真脏脉及三部九候原理的内容，并对王冰、吴昆、马莳诸家的注解作了评析，还抒发己见注释经文。其后是长沙公脉法八十六条，节选《伤寒论》

《金匮要略》中详细论脉的内容，并逐句注解。

二卷先论《黄帝内经》寸口脉的脏腑定位，经络、奇经八脉及六淫脉法。之后统辨《脉诀》之误，罗列各家脉论之短长以及脉象比类。

三卷为三十脉条理分疏。作者在二十八脉基础上又增加了大小二脉，合为三十脉。每一脉象作者都详细解释其特征及诊病特点，又分别注评王叔和、李中梓、李时珍、朱丹溪、李东垣、滑寿、张介宾、吴昆、蒋示吉、戴同父诸名家的脉学要论。

四卷为杂说，包含了七绝脉、李士材两足脉说、脉法金针、妇女脉法、古今脉法总论及内照图说等内容。

全书语言精辟，文句段落清晰，注文皆用小字附于原文之下，便于阅读。本书与多数脉书主脉主证法式不同，是全面论述脉学而以详论脉理为特色的脉学著作，对于系统研究中医脉诊有着重大价值，更是一部服务于临床的实用书籍，值得进一步研究。

四、学术特色

本书是脉学专著，全书考论脉理，而处处以"宗经"为基。因而是一部有特色的脉学著作，其学术特色主要体现在两个方面。

其一，全书以《内经》脉要诊法为出发点详论脉理，又论述了继《内经》以后诸家对中医脉诊的继承创新：包括对张仲景《伤寒杂病论》脉法八十六条的句解，以及对李中梓、王叔和、李时珍、朱丹溪、李东垣、滑寿、张介宾、吴昆、蒋示吉、戴同父诸家脉法精要的评注。作者这样的编排从纵向上看，是对中医脉诊从历史继承发展角度的系统化梳理，可以清晰地看出中医脉诊的发展脉络；从横向上看，是对中医脉诊从理论到诊法到临床应用的综合论述，这对中医脉诊的全面化、系统化研究提供了新的思路。

其二，作者本人对中医脉诊也有颇多建树。他将二十八脉加入大、小二脉形成三十脉。对寸口脉的脏腑定位在分析评述诸家观点的基础上，提出了自己的独到见解。如作者认为《内经》之三部九候与《难经》三部九候不同。《内经》三部九候为遍诊法，而《难经》之三部九候是寸口脉之"寸关尺与浮中沉"。作者重视从脉象辨识病证的轻重与预后，这正是临床家"论断以通神"之道。此外，作者还结合自身经验论述了妇女脉法的特点，指出了南齐褚澄《褚氏遗书》对妇女脉诊脏腑定位论述之不当。

综上所述，《脉理宗经》特色鲜明、内容翔实，是一部难得的中医脉诊书籍，具有很强的临床实用性，值得进一步研讨。

五、校注补充说明

此次对《脉理宗经》的校勘，严格按照"中医药古籍保护与利用能力建设项目"的要求，对文本进行规范的文字处理和认真的校勘、注释。一些具体做法已经在《校注说明》中逐条列出。这里再作一些补充说明。

本次整理在文字处理方面，为了服务于今人，基本上贯彻了以今律古的原则。即：繁体改简体，古体、异体、俗体改正体，明显讹字改正字。但有个别字的处理方法不同：

其一，底本中有"均"字，考证认为是"勾"俗字，此释未见字典明据，故出注而不改原文。

其二，《素问》现行版本中多处作"搏"的地方，底本中引文皆作"搏"（"抟"的繁体），如"其气来沉以抟"、"真心脉至，坚而抟"、"脉抟大滑"等。由于"搏"、"抟"二字相近，容易致误，且著名学者钱超尘先生曾考证，赵开美本《伤寒论》中"搏"字当是"抟"之误，那么《素问》中的"搏"

亦有可能是"搏"之误。"搏"有聚集之义，《素问》文之"搏"改"搏"字义亦通。故而底本引文中凡作"搏"之处皆保留，不作改动，亦不出校记；作"搏"之处亦不改动，不出校记。

此外，底本中尚有一位古人"吴岘"未查得。

总 书 目

I

本　草

秘珍济阴

黄氏女科

女科万金方

彤园妇人科

女科百效全书

叶氏女科证治

妇科秘兰全书

宋氏女科撮要

茅氏女科秘方

节斋公胎产医案

秘传内府经验女科

儿　科

婴儿论

幼科折衷

幼科指归

全幼心鉴

保婴全方

保婴撮要

活幼口议

活幼心书

小儿病源方论

幼科医学指南

痘疹活幼心法

新刻幼科百效全书

补要袖珍小儿方论

儿科推拿摘要辨症指南

外　科

大河外科

外科真诠

枕藏外科

外科明隐集

外科集验方

外证医案汇编

外科百效全书

外科活人定本

外科秘授著要

疮疡经验全书

外科心法真验指掌

片石居疡科治法辑要

伤　科

正骨范

接骨全书

跌打大全

全身骨图考正

伤科方书六种

眼　科

目经大成

目科捷径

眼科启明

眼科要旨

眼科阐微

眼科集成

眼科纂要

银海指南

明目神验方

银海精微补